这样吃就对了
一本书揭穿吃饭的秘密

张晔 主编

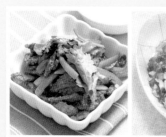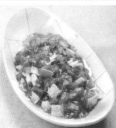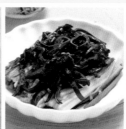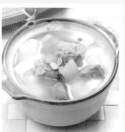

U0229802

科学出版社 龙门书局

内 容 简 介

本书就是一本食物相宜相忌小百科，从多角度多层次揭示了食物的搭配秘密，并分别从常见病、不同季节、不同人群、不同体质几个方面，着重介绍了可适当多吃的相宜食物和应尽量避开的禁忌食物，并推荐了美味菜谱。

图书在版编目（CIP）数据

这样吃就对了：一本书揭穿吃饭的秘密／张晔主编.
— 北京：科学出版社，2014.5
ISBN 978-7-03-040016-1

I. ①这… II. ①张… III. ①合理营养－基本知识
IV. ① R151.4

中国版本图书馆 CIP 数据核字（2014）第 039982 号

责任编辑：曹丽英 张 婷 金 金　　责任校对：刘小梅
责任印制：张 倩

科 学 出 版 社 出版
北京东黄城根北街 16 号
邮政编码：100717
http://www.sciencep.com

北京美通印刷有限公司 印刷
科学出版社发行 各地新华书店经销

*

2014 年 5 月第一版　　开本：B5（720×1000）
2014 年 5 月第一次印刷　　印张：15　　字数：200 000

定价：39.80 元
（如有印装质量问题，我社负责调换）

前言

在全民追求健康饮食的今天，吃饱早已不能满足人们对吃的要求，吃得好才是更为重要的。如何在满足味蕾的同时，还能兼顾到健康是一门学问。

或许，您会有这样的疑问"只要吃富含营养的食物不就可以了吗？"那就将吃看得简单了。想要吃出健康，不仅是指摄入营养，更包括了饮食宜忌的窍门。所谓饮食宜忌，就是能吃与不能吃。比如，众所周知，小米与红糖搭配是好的。再比如，很多人认为腹泻时应该吃促进大便成形的多渣食物，但这是不被医生看好的，因为腹泻初期的肠道应该充分休息，而不是加快蠕动排便。

所以，想要吃对了，首先要了解食物的相宜相忌。本书就是一本食物相宜相忌小百科，从多角度多层次展示了食物相宜相忌的知识。全书开篇，讲解了饮食常识，让您对食物小知识有一个初步的了解；PART 1向您推荐最佳搭配，经典的、营养加倍的、补益的、祛病的、美容瘦身的食物；PART 2向您指出错误搭配，典型的、降低营养价值的、性味和功能相反的、引起身体不适的食物；PART 3~PART 6，分别从常见病、不同季节、不同人群、不同体质几个方面，着重介绍了相应的饮食要点、可多吃的相宜食物和尽量避开的禁忌食物，并推荐了美味菜谱。

您一定能从本书中找到适合自己的搭配，并纠正一些或许会被忽视的错误搭配。希望您从本书开始，了解食物相宜相忌，吃出自己的健康。

目录 CONTENTS

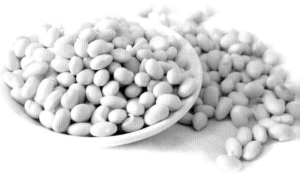

PART 1 最佳搭配 吃对养生

餐桌上经常出现的黄金搭配 / 32

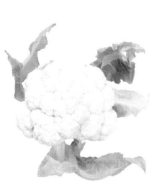

食补胜药补的搭配 / 57

美容、瘦身俱佳的搭配 / 64

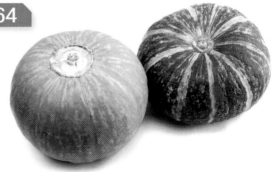

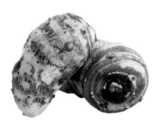

PART 2 禁忌搭配 吃错伤身

告别典型的错误搭配 / 74

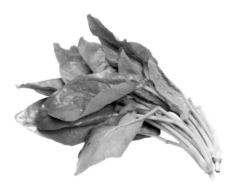

降低营养价值的搭配 / 80

性味、功能相反的搭配 / 91

极易引起身体不适的搭配 / 95

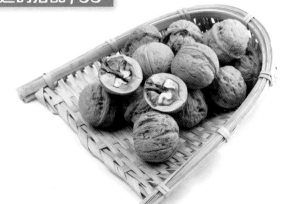

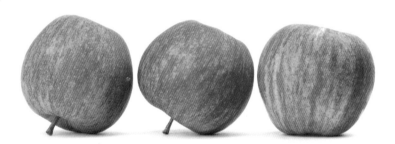

PART 3 常见病饮食宜忌

PART 4 四季养生饮食宜忌

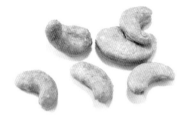

PART 5 不同人群饮食宜忌

PART 6 不同体质饮食宜忌

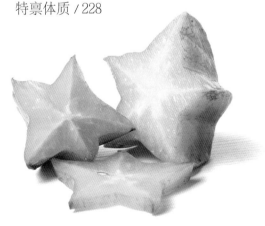

一定要懂的饮食常识

简简单单揭穿吃饭的艺术

一日三餐要吃好

中国营养学会建议一日三餐的比例分配是：早餐占全天总热量的25%～30%，午餐占全天总热量的30%～40%，晚餐占全天总热量的30%～40%。

不能省略的早餐

一顿完美的早餐应该包括以下四大类食物：谷类、蔬菜水果类、肉蛋类、奶类。而且还要做到粗细搭配、软硬搭配，才能保证营养的均衡和吸收。

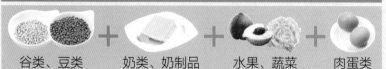

营养最均衡的早餐搭配

谷类、豆类　＋　奶类、奶制品　＋　水果、蔬菜　＋　肉蛋类

注：如果你的早餐中上述四类食物都有，则为营养充足的早餐；如果仅有其中三类，则早餐的质量较好；如果只有两类或两类以下，则早餐的质量较差。

承上启下的午餐

午餐摄取的能量应该占全天摄入能量的30%～40%，它在一天当中起着承上启下的作用。营养丰富的午餐可使人精力充沛，学习、工作效率提高。如果长期对午餐不加重视，就会影响肠胃消化功能，导致早衰、胆固醇增高、肥胖，并易患消化道疾病、心肌梗死和中风等。

不宜太丰盛的晚餐

很多上班族通常晚餐要大吃特吃一顿，其实，晚餐吃得过饱过好是不健康的。吃得过饱，会反复刺激胰岛素大量分泌，加重胰岛B细胞的负担，易使胰腺功能衰竭，诱发糖尿病。并且，晚餐以后人通常没有什么活动量，会有一部分蛋白质不能消化吸收，在肠道细菌的作用下会产生有毒物质，睡眠后肠蠕动减慢，会延长这些有毒物质在肠道内的停留时间，容易诱发大肠癌。而同样的，晚餐吃得太好，容易导致能量过剩，会造成脂肪堆积，引发肥胖和高脂血症等。

食物配比要合理

平衡膳食可以满足人们对营养和口感的双重需求，这就要在饮食中合理处理食物之间的配比、丰富食材种类、合理搭配食材。

主食要粗细搭配

现代人的饮食以精加工的米、面为主，但是专家建议要适当吃一些传统意义上的粗粮，比如高粱米、玉米、荞麦、燕麦、绿豆、红豆等，这样能使营养互补，提升营养价值。

主食要有干有稀

在进食米饭、馒头等主食的同时，搭配粥、汤等，有利于食物消化吸收。此外，主食是一定不可省略的，因为主食是主要的能量来源。如午餐的主食应在 2 种以上。也就是说，中午除了吃米饭、馒头等精米精面外，最好再吃点粗粮。

副食要荤素搭配

肉类、鱼、奶、蛋等富含蛋白质的荤食，与富含维生素和矿物质的新鲜蔬菜、水果搭配，能够补充蛋白质，并且还能调整食物的酸碱性，从而维持人体的酸碱平衡。

专家养生绝密两招

养生第一招：按时按点
吃饭最重要的一点是规律，必须按时按点，再忙再累，到了时间也要吃饭。

养生第二招：应季混搭
吃饭的另一个重要之处就是吃对，而吃对并不等于吃好吃贵，而是要应季，什么食材应季吃什么，绝不放过任何一种应季食物。

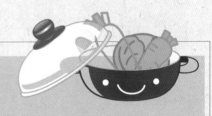

--- ❧ **营养知识小课堂** ---

健康烹调的几条法则

1.尽量用蒸、焖、炖、上汤等做法，减少油炸、油煎等烹饪方式。

2.炒菜时要少油、大火、快炒。

3.菜叶的吸油量比菜茎高，烹调时应限制用油量。

4.如果可以，食材尽量不要切得太小块，大块的吸油量相对较少。

5.烹调时，不要把油温烧至冒烟或起火的程度，油在高温下，脂溶性维生素会被破坏，人体必需的不饱和脂肪酸也会氧化变质，大大降低营养价值。

6.任何菜肴都最好现吃现做，烹制时间久，会导致维生素被氧化而遭到破坏。

7.使用不粘锅炒菜更省油，可避免油脂摄入过多，不粘锅炒菜只需淋入少许油，不停翻动，食物就不会粘锅底。

食物的四性

　　古代医学家将中药的"四性""五味"理论运用到食物当中，并总结归纳出了食物的"四性""五味"。在食物的选择搭配方面，考虑到食物的"四性""五味"，才能真正汲取营养。

食物有四性——寒、凉、温、热

属性	寒性食物	凉性食物	温性食物	热性食物
功效	滋阴、清热、泻火、凉血、解毒		温中、散寒、补阳、暖胃	
适宜季节	适合炎热的季节吃		适合寒冷的季节吃	
禁忌	多吃会导致腹泻或手脚冰凉		多吃容易引发上火	
主要食物	空心菜、竹笋、苦瓜、荸荠；柿子、柚子、香蕉、桑葚、猕猴桃、西瓜、香瓜；螃蟹、蛤蜊、牡蛎肉、田螺；酱油、盐	番茄、茄子、茭白、莴笋、菜花、藕、冬瓜、丝瓜、黄瓜；苹果、梨、芦柑、橙子、草莓、芒果、枇杷；小米、小麦、荞麦、薏苡仁、绿豆；鸭肉、兔肉、蛙肉、鲍鱼；绿茶、蜂蜜、菊花、薄荷	香菜、雪里红、洋葱、香椿；桃、杏、桂圆、柠檬、金橘、糯米、黑米、西米；牛肉、羊肉、鸡肉、虾、鲢鱼、带鱼、鲶鱼；生姜、花椒、醋、咖啡、红糖	葱、大蒜、辣椒；荔枝、榴莲、红枣；白酒

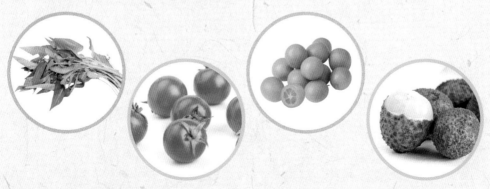

食物的五色

食物的五色是指食物的五种天然颜色，即红、黄、绿、白、黑。中医理论认为五色分别对应人体的五脏。根据营养学家的建议，日常膳食中要注意五色食物合理搭配，以获得均衡营养。

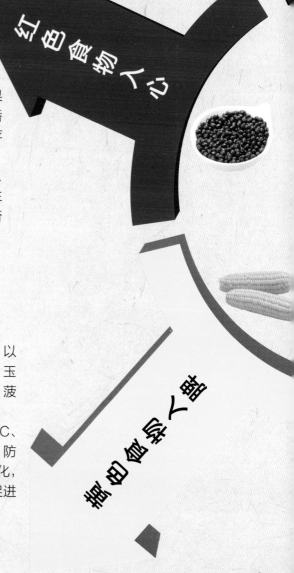

红色食物指红肉以及红色蔬果等。例如：牛肉、猪肉、猪肝、番茄、胡萝卜、红薯、红豆、红苹果、草莓、西瓜等。

红色食物进入人体后可入心、入血，具有益气补血和促进血液生成的作用，可刺激神经系统的兴奋性，缓解疲劳。

黄色食物指五谷、豆类及豆制品，以及黄色的蔬果和蛋类。例如：金针菇、玉米、黄豆、柠檬、橙子、橘子、柚子、菠萝、香蕉、木瓜等。

黄色食物富含维生素 A、维生素 C、维生素 D 等营养素，能保护胃肠黏膜，防止胃炎、胃溃疡等疾病发生；还能抗氧化，延缓皮肤衰老，维护皮肤健康；并能促进钙、磷元素吸收，能强筋壮骨。

黑色食物入肾

黑色食物主要指黑色、紫色或深褐色的谷类、菌藻类等。例如：黑木耳、海带、紫菜、黑米、黑芝麻、黑豆等。

黑色食物大都具有补肾的功效，还可减少动脉硬化、冠心病的发生率，对肾病、贫血、脱发等均有很好的效果。

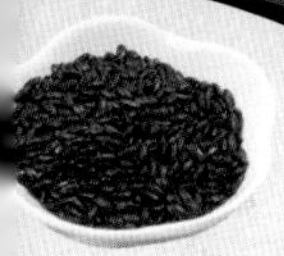

白色食物入肺

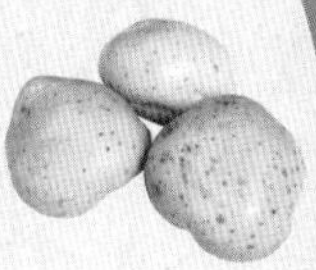

白色食物指主食、杂粮，以及白色的蔬果。例如：白萝卜、冬瓜、菜花、土豆、山药、银耳、豆腐、大米、莲子、面粉、梨等。

白色食物可补肺益气，而且大多数白色食物，如大米等都富含蛋白质，经常食用能消除疲劳。

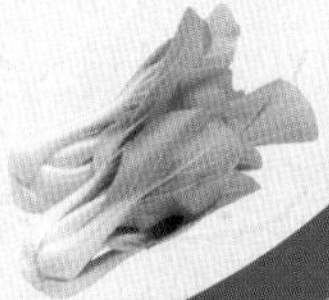

绿色食物入肝

绿色食物指绿色蔬菜和水果，其中深绿色的蔬菜营养价值最高。例如：菠菜、油菜、西蓝花、韭菜、丝瓜、黄瓜、苦瓜、芦笋、豌豆等。

绿色食物中的维生素和矿物质能帮助人体排出体内毒素，减少毒素对人体的伤害，从而更好地保护肝脏。

食物的五味

中医有五味入五脏一说，也就是"苦、酸、甜、辣、咸"五味分别对应人体的五脏"心、肝、脾、肺、肾"，不同的味道起着不同的养生作用。

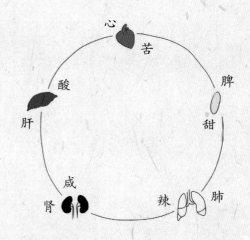

酸味入肝

经常吃酸味食物可以增强肝脏功能，并能增进食欲，促进食物的消化；还能解毒、抗菌、抗病毒等。但是，如果吃太多就会伤及筋骨和肠胃。

主要食物： 番茄、柠檬、橄榄、山楂、柚子、橘子、乌梅、杏、枇杷、醋、红豆等。

苦味入心

苦味食物具有清热、泻火、解毒、除烦的功能，还能抗菌、抗病毒、消炎。中医认为，苦味食物均属寒凉食物，体质比较虚弱的人要少吃，尤其是呼吸道、肠胃功能不太好的人更要少吃，否则容易引起消化不良。

主要食物： 芥菜、苦瓜、百合、香椿、蒲公英、杏仁、白果、桃仁、荷叶、茶叶等。

咸味入肾

咸味食物有润肠通便、消肿解毒、补肾强身的功效，能刺激人的味觉，增加口腔唾液分泌，从而增进食欲和提高消化能力。但是心脏病、肾病、高血压患者不能多吃。

主要食物： 盐、酱油、海产品、动物肾脏等。

甜味入脾

甜味食物有补益强壮作用，可以增强脾脏的功能，还有益气补血之效，并能消除疲劳、解毒生津。但是吃得太多就容易引起肥胖，甚至诱发糖尿病和冠心病等心血管疾病。

主要食物： 木耳、丝瓜、黄瓜、白菜、芹菜、菠菜、山药、红枣、葡萄、甘蔗、苹果、西瓜、白糖、冰糖、蜂蜜。

辣味入肺

辣味食物有舒筋活血、发散风寒的功效，能促进胃液、唾液的分泌，增强淀粉酶的活性，帮助胃肠蠕动，消除体内胀气，增进食欲；还能促进血液循环，消除体内血瘀。但如果吃得太多就会伤肝损目，导致肺气过盛，还会刺激胃黏膜从而引起胃疼。痔疮患者和便秘者最好不吃。

主要食物： 萝卜、韭菜、佛手、葱、大蒜、生姜、辣椒、胡椒、陈皮、白酒等。

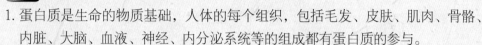

七大营养素

蛋白质 ▶ 生命的载体

功效

1. 蛋白质是生命的物质基础，人体的每个组织，包括毛发、皮肤、肌肉、骨骼、内脏、大脑、血液、神经、内分泌系统等的组成都有蛋白质的参与。
2. 蛋白质主要参与体内的各种代谢过程，可保证身体的生长、发育、繁殖、遗传并供给能量，也是更新和修补组织及细胞的主要原料。

食物来源

动物蛋白：肉类（猪肉、牛肉、鸡肉）、蛋类（鸡蛋、鹌鹑蛋）、鱼类、奶类等。
植物蛋白：豆类（黄豆、黑豆、青豆、红豆）、谷类（大米、小米）、坚果类（核桃、花生、葵花子），部分蔬菜和水果中也含有蛋白质。

脂肪 ▶ 必需的能量

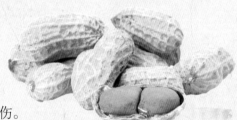

功效

1. 为人体提供热量，维持人体体温。
2. 调节生理机能，保护内脏和器官免受损伤。
3. 脂肪是脂溶性维生素（维生素 A、维生素 D、维生素 E、维生素 K）的最佳溶剂，这些维生素只有溶解于脂肪才能更好地被人体吸收。

食物来源

肥肉、鱼类、蛋黄、奶油、乳酪、花生、橄榄油、芝麻、花生、核桃、葵花子等。

碳水化合物（糖类）▶ 提供热量的主力军

功效

1. 储存与提供能量。
2. 构成机体组织，参与细胞的组成和多种活动。
3. 参与蛋白质和脂肪的代谢，节省蛋白质。

食物来源

大米、小米、面粉、黄豆、豌豆、黑豆、土豆、芋头、山药、菜花、菠菜、芹菜、葡萄、苹果、香蕉、栗子、核桃、红糖、白糖等。

维生素 ▶ 人体的维和部队

维生素对人体非常重要，如果缺少了维生素，人体的代谢、能量的供给等很多方面都会出现问题。维生素不能在体内合成（或者合成量不足），只能通过外界摄入，因此，及时补充维生素是非常重要的。

维生素根据其溶解性，分为水溶性维生素和脂溶性维生素两大类。

	主要分类	功效	食物来源
水溶性维生素 溶解于水而不溶解于脂肪的维生素	维生素 C	修补组织，促进生长 防治贫血和坏血病 促进伤口愈合	青椒、苦瓜、菜花、番茄、猕猴桃、橙子、山楂、红枣等
	B 族维生素	维生素 B_1：防治脚气病，促进食欲，促进糖代谢，补充体能	谷类、豆类、坚果、动物内脏及猪瘦肉等
		维生素 B_2：组成辅酶的主要成分，参与细胞的正常生长，参与铁代谢	动物内脏、奶类、蛋类、豆类及绿叶蔬菜
脂溶性维生素 溶解于脂肪而不溶解于水的维生素	维生素 A	保护眼睛 促进生长 维护上皮组织健康	胡萝卜、红薯、玉米、南瓜、菠菜、芒果、猪肝等
	维生素 D	调节和促进钙、磷的吸收，促进骨骼健康 防治佝偻病 促进牙齿正常发育 抗疲劳	蛋黄、沙丁鱼、三文鱼、金枪鱼等
	维生素 E	抗氧化 预防衰老 促进精子生成 预防动脉硬化 增强机体免疫力	玉米、小米、小麦、芝麻、核桃、松子、榛子、麦胚，以及麦胚油、玉米油、橄榄油、花生油等食用油

矿物质 ▶ 不可或缺的营养素

功效

1. 矿物质是构成人体骨骼和牙齿的重要材料。
2. 维持人体水分的正常分布、体液的酸碱平衡和神经肌肉的正常兴奋性。
3. 构成酶、激素、维生素和蛋白质等。

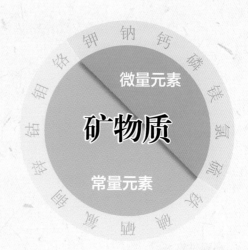

水 ▶ 生命的润滑剂

功效

1. 构成人体组织。
2. 输送营养。
3. 润滑组织和关节。
4. 调节体温。
5. 促进消化。

摄入量

一般成人每日 2500~3000 毫升，约 5 瓶矿泉水（1 瓶 550 毫升）。

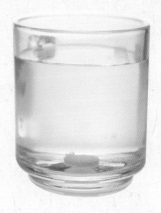

膳食纤维 ▶ 身体最好的清道夫

功效

1. 保护肠道健康，防治便秘。
2. 预防癌症。
3. 预防心脑血管疾病。
4. 预防糖尿病。
5. 有利于减肥。

食物来源

燕麦、糙米、玉米、红薯、银耳、木耳、苹果等。

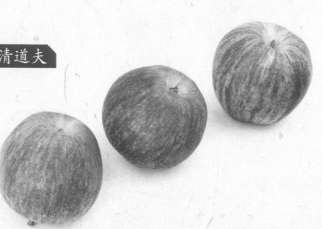

了解食物的酸碱性

　　食物有酸性食物和碱性食物之分。食物的酸碱性与其本身的 pH 是无关的，那么要怎样判断呢？

　　要根据食物进入人体后所生成的最终代谢物的酸碱性而定。酸性食物通常含有丰富的蛋白质、脂肪和糖类，含硫、磷、氯元素较多，在人体内代谢后产生硫酸、盐酸、磷酸和乳酸等物质。碱性食物含钾、钠、钙、镁等矿物质较多，在体内的最终的代谢产物常呈碱性，这类食物包括蔬菜、水果、乳类、大豆和菌类等。

常见酸碱性食物

强碱性食品

胡萝卜、黄瓜、葡萄、海带、柑橘类、柿子、葡萄酒、茶叶。

强酸性食品

金枪鱼、比目鱼、蛋黄、甜点、乳酪、白糖。

中碱性食品

大豆、菠菜、番茄、香蕉、草莓、柠檬、梅干、蛋白等。

中酸性食品

小麦、猪肉、鸡肉、牛肉、鳗鱼、培根、火腿、面包。

弱碱性食品

红豆、卷心菜、油菜、马铃薯、苹果、梨、豆腐等。

弱酸性食品

白米、章鱼、花生、葱、空心粉、海苔、巧克力、啤酒。

小提示

　　有一些食物因吃起来酸，如山楂、番茄、醋等，人们常错误地把它们当成了酸性食物，其实这些正是典型的碱性食物。

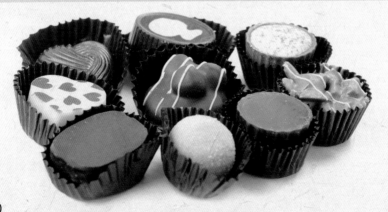

营养素之间的相互作用有哪些

营养素是食物的基本组成成分。食物与食物的营养素含量不同，组合情况也不相同。营养素与营养素之间存在着互相联系、相互制约的关系，这种关系反应到食物上来就是食物与食物之间的相宜相克。影响并决定食物与食物是否可以互相搭配的主要是营养素之间的协同作用和拮抗作用。

协同作用

一种营养素促进另一种营养素在体内的吸收或存留，从而促进身体健康，这就是营养素间的协同作用。如维生素 C 能促进钙、铁的吸收，因此在补钙、补铁的同时要多吃富含维生素 C 的食物。

拮抗作用

在吸收代谢过程中，由于两种营养素间的数量比例不当，会出现一方阻碍另一方吸收或存留的现象，这就是营养素间的拮抗作用。如钙与磷，膳食纤维与锌，钙与草酸等，彼此之间都存在拮抗作用，不能同时摄入，否则会导致其中某一种营养素的吸收率下降，排泄增加。

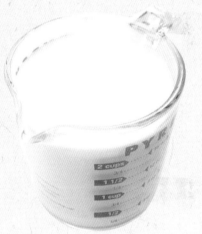

钙：磷 =1:1~1:1.5	钙与磷有利于吸收的比例

钙：磷 =1:10~1:20	过多的磷会把体内的钙"赶"出体外

可乐等碳酸饮料及咖啡中的钙磷比例失调

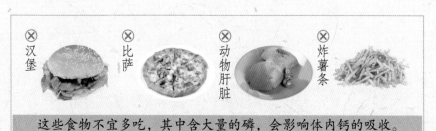

⊗ 汉堡　⊗ 比萨　⊗ 动物肝脏　⊗ 炸薯条

这些食物不宜多吃，其中含大量的磷，会影响体内钙的吸收。

什么是抗营养因子

在蔬菜和水果中，含有一些抗营养因子，它们不仅会使蔬菜和水果中本身营养素的消化吸收受到影响，还会使同时摄入的其他食物中营养素的消化吸收受到干扰，当含量比较高时还有可能导致食物中毒。

蔬菜、水果中的抗营养因子主要有以下几种：

1 毒蛋白

毒蛋白中含量比较高的是植物凝集素，它主要存在于扁豆等荚豆类蔬菜中。它是一种糖蛋白，影响肠道吸收维生素、矿物质及其他营养素。在豆类和马铃薯中还含有一类毒蛋白，具有蛋白酶抑制作用，影响人体对蛋白质的消化吸收；菜豆和芋头中还含有淀粉酶的抑制剂。因此，应禁食不熟的豆类和薯芋类。

2 氰苷类物质

豆类、仁果类水果的果仁、木薯的块根中含有氰苷类物质比较高，在酸或酶的作用下，氰苷类可水解产生氢氰酸，它对细胞色素具有强烈的抑制作用。

3 硫苷

萝卜、芥菜、洋葱、大蒜等蔬菜中都含有辛辣类物质，其主要成分是硫苷类化合物，过度地摄入硫苷类化合物，有致甲状腺肿的生物学作用，其作用机制是妨碍碘的吸收，但加热可使其破坏。

4 皂苷

皂苷又称皂素，有溶血作用，主要有大豆皂苷和茄碱两种，前者无明显毒性，后者则有剧毒。茄碱主要存在于茄子、马铃薯等植物中，多食会引起喉部、口腔瘙痒和灼热感。

5 草酸

草酸几乎存在于一切植物中，但有些植物中含量较高，如菠菜中的草酸含量为 0.3%~1.2%，甜菜中的含量为 0.3%~0.9%。草酸对食物中各种矿物质，特别是钙、铁、锌等的消化和吸收有明显的抑制作用。

6 亚硝酸盐

亚硝酸盐食用过多会产生急性食物中毒，产生肠原性青紫症；长期少量摄入也会对人体产生慢性毒性作用，特别是亚硝酸盐在人体内与胺结合，产生亚硝胺时有致癌作用。

常见营养相宜相克搭配速查

营养素	相宜搭配营养素	相克物质
维生素 A	B 族维生素、维生素 D、维生素 E、钙、磷、锌、脂肪	
维生素 C	维生素 E、β 胡萝卜素、铁、钙、维生素 B_6、维生素 B_{12}	砷
维生素 D	维生素 A、维生素 C、胆碱、钙、磷	矿物质
维生素 E	维生素 C、硒	铁
维生素 B_1	维生素 B_2、维生素 C、维生素 E、烟酸、叶酸	咖啡因、酒精
维生素 B_2	维生素 C、烟酸、硒	碱、酒精、咖啡因
钙	镁、维生素 D、磷（钙、磷比例适当时）	膳食纤维（不可溶性）、磷（钙、磷比例不当时）、植酸、草酸、膳食纤维
铁	钴、铜、锌	
镁	蛋白质、乳糖、维生素 D	膳食纤维（不可溶性）、植酸、草酸
磷	维生素 D、钙（钙、磷比例适当时）	膳食纤维（不可溶性）、铁、镁
锌	维生素 A、铁、维生素 B_6	膳食纤维（不可溶性）
硒	维生素 E	膳食纤维、铬、铜

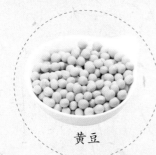

黄豆

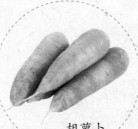

胡萝卜

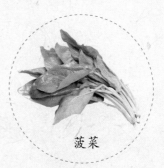

菠菜

廉价却有营养的
家常食物功效速查

蔬菜、菌藻类

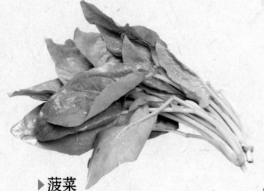

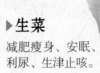

▶ **白菜**
润肠通便、减肥瘦身、预防心血管疾病。

▶ **菠菜**
降低血糖、润肠通便、保护眼睛、补血。

▶ **生菜**
减肥瘦身、安眠、利尿、生津止咳。

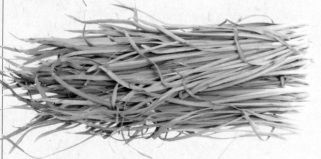

▶ **韭菜**
温补肾阳、润肠通便、降血压。

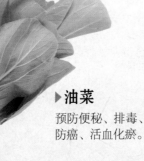

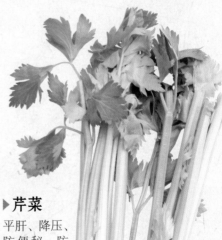

▶ **芹菜**
平肝、降压、防便秘、防癌。

▶ **油菜**
预防便秘、排毒、防癌、活血化瘀。

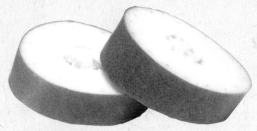

▶**冬瓜**
降压利水、去脂减肥、消肿。

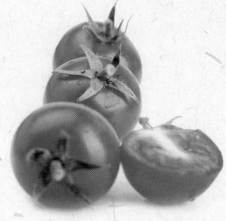

▶**番茄**
润肠养胃、降脂降压、美容护肤。

▶**金针菇**
增强人体免疫力、缓解疲劳、
促进大脑发育。

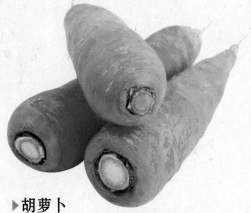

▶**胡萝卜**
益肝明目、降糖降脂。

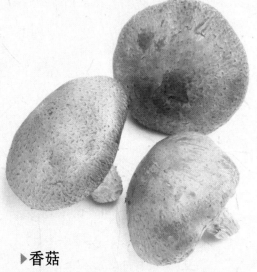

▶**白萝卜**
降糖、防便秘、
健胃消食。

▶**香菇**
增强抗病能力、预防高血压、
预防便秘。

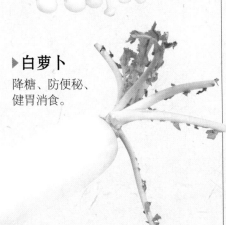

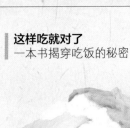

▶洋葱
促进食欲、降糖降压、防治感冒。

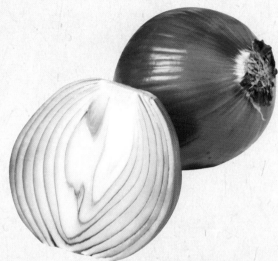

▶菜花
防癌抗癌、清理血管、
提高免疫力。

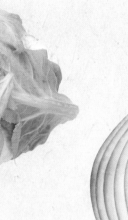

▶土豆
和胃调中、
健脾利湿。

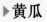

▶黄瓜
美容养颜、抗衰老、
增强体质。

▶莲藕
清热凉血、健脾开胃、
止血散瘀。

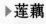

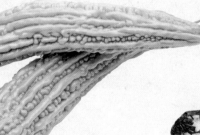

▶苦瓜
清热去火、养心防癌、降糖降脂。

水果类

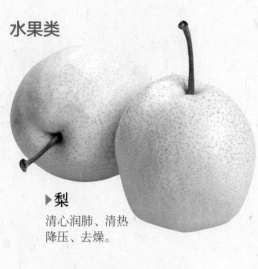

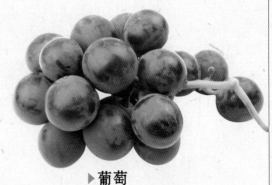

▶梨

清心润肺、清热
降压、去燥。

▶葡萄

保护血管、护肤、抗衰老。

▶西瓜

除烦解暑、消炎护肤、
降低血压。

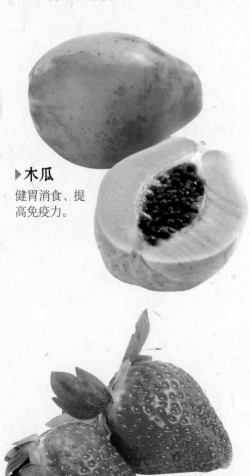

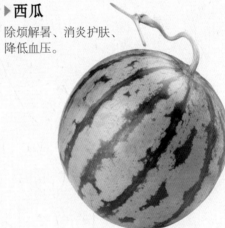

▶木瓜

健胃消食、提
高免疫力。

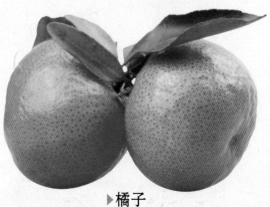

▶橘子

降压、降脂、美容养颜。

▶草莓

清热解暑、生津止渴、养肝明目。

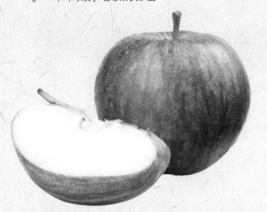

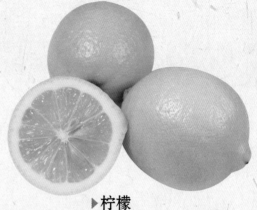

▶ **苹果**

降压、防中风、降糖、美容护肤。

▶ **柠檬**

补充维生素C、健脾生津、
缓解孕吐反应。

▶ **香蕉**

润肠通便、减轻压力、
缓解心情、稳定血压。

▶ **山楂**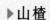

预防心血管疾病、开胃、
助消化。

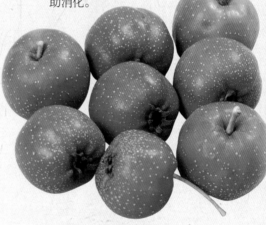

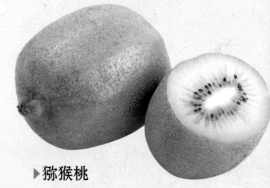

▶ **红枣**

益气养血、保护肝脏、预防心血管疾病。

▶ **猕猴桃**

消除紧张疲劳、增强免疫力、
治疗食欲缺乏、消化不良。

肉类、蛋类及水产类

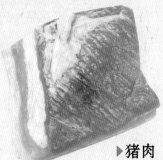

▶ **猪肉**
养血、润肤美容、
促进新陈代谢。

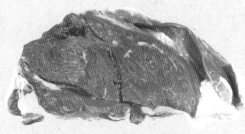

▶ **牛肉**
补血养血、
补虚强身。

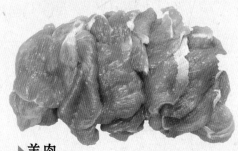

▶ **羊肉**
健脾胃、驱寒暖身、壮阳益肾、强健骨骼。

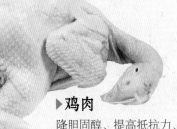

▶ **鸡肉**
降胆固醇、提高抵抗力、预防感冒。

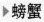

▶ **鸡蛋**
健脑益智、清热解
毒、滋阴养血。

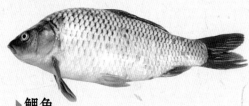

▶ **鲤鱼**
降胆固醇、健脑益智、安胎通乳。

▶ **螃蟹**
增强免疫力、降胆
固醇、提高智力。

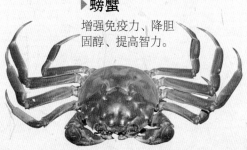

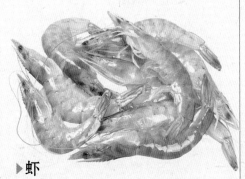

▶ **虾**
补肾壮阳、保护心血管、提高智力。

谷类、豆类

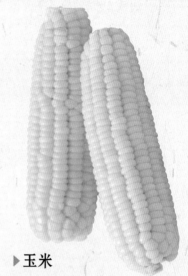

▶ **玉米**
降胆固醇、健脑抗衰、护眼明目、防癌抗癌。

▶ **大米**
促进消化、补脾清肺、调养气血、调和五脏。

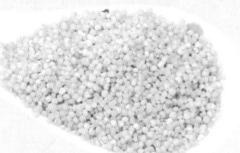

▶ **小米**
滋阴补血、和胃安眠、健脾养胃、补充体力。

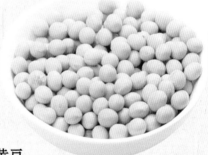

▶ **黄豆**
降糖降脂、健脑补钙、保护血管、防老抗癌。

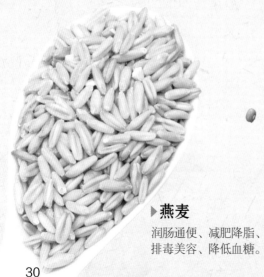

▶ **燕麦**
润肠通便、减肥降脂、排毒美容、降低血糖。

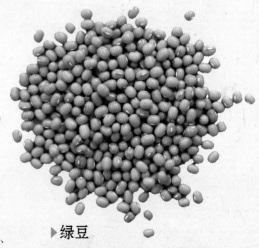

▶ **绿豆**
消肿利便、降脂降压、解暑去燥。

PART 1

最佳搭配
吃对养生

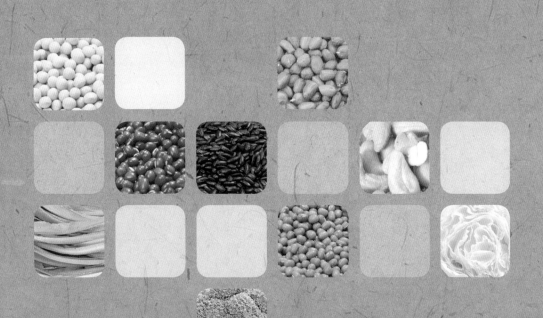

餐桌上经常出现的黄金搭配

餐桌上的各种美食都是由各类食材搭配烹饪而成，有些已经深受人们的喜爱，频频活跃于我们的餐桌上，如韭菜炒鸡蛋、猪肉炖豆角、鲫鱼豆腐汤等，它们不仅味道鲜美，而且营养丰富，可谓是餐桌上的黄金搭配。

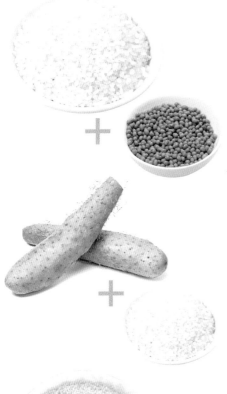

☑ 大米 + 绿豆

提高大米的营养利用率

大米煮成粥后的米汤可刺激胃液分泌，有助于消化，搭配营养丰富的绿豆，可提高大米的营养利用率。

菜品举例	大米绿豆粥。

☑ 大米 + 山药

健脾益胃

山药具有健脾益胃、助消化的功效，和大米同食，健脾益胃的同时还能避免引起便秘。

菜品举例	大米山药粥。

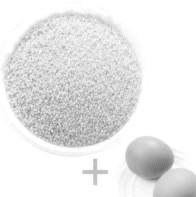

☑ 小米 + 鸡蛋

提高蛋白质的吸收

小米可煮饭、熬粥食用，尤以小米粥营养更为丰富，有"代参汤"之美称，搭配鸡蛋，可提高蛋白质的吸收。

菜品举例	鸡蛋小米粥。

☑ 黑米 + 黑豆

补益肾脏

黑米能滋肾补胃、益气血，黑豆可补益肾脏、填精补髓，二者搭配，补肾效果更佳。

菜品举例 黑米黑豆粥。

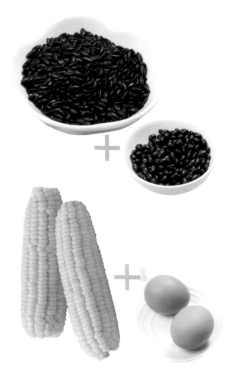

☑ 玉米 + 鸡蛋

减少胆固醇的吸收量

玉米中的天然维生素有促进细胞分裂、延缓衰老、降低血清胆固醇的功能，搭配鸡蛋，可减少胆固醇的吸收量。

菜品举例 玉米鸡蛋羹。

☑ 玉米 + 松仁

预防痴呆症

玉米和松仁搭配食用，富含维生素E，可保护脑组织免于氧化损害，从而延缓脑衰老，增强记忆力，预防痴呆症的发生。

菜品举例 松仁炒玉米。

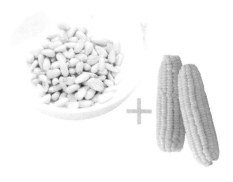

☑ 红豆 + 红枣

补益心脾

红豆有养心、去心火的功效，红枣可补中益气、养血安神、健脾益胃，二者同食，补益心脾效果更佳。

菜品举例 红枣红豆粥。

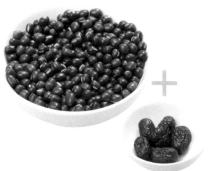

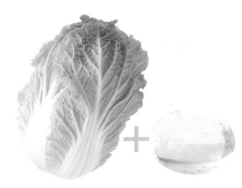

☑ 白菜 + 豆腐

益气、清热利尿

白菜富含维生素C，豆腐含有丰富的蛋白质和脂肪，二者搭配，可益气、清热利尿。

菜品举例 白菜豆腐汤、白菜炖豆腐。

☑ 白菜 + 猪肉

增进食欲、促进胆固醇排出

白菜清淡，和猪肉搭配食用，能增进食欲。此外，白菜富含膳食纤维，可促进猪肉中的胆固醇从体内排出。

菜品举例 猪肉白菜饺子、猪肉白菜水煎包。

☑ 白菜 + 醋

减肥、去毒

白菜脂肪含量极低，而且富含维生素；醋可使白菜中的维生素C不被破坏。二者搭配，有减肥、去毒的功效。

菜品举例 醋熘白菜、糖醋白菜。

☑ 芹菜 + 虾仁

促进新陈代谢

芹菜有控制血压、利尿消肿的功效，虾仁营养丰富、肉质松软、易消化，且可补肾壮阳，保护心血管。二者搭配，可促进新陈代谢。

菜品举例 芹菜炒虾仁、芹菜虾仁饺子。

☑ 菠菜 + 猪肝

防治贫血

猪肝含丰富的铁，可防治缺铁性贫血；菠菜有滋阴补血的功效。二者搭配可防治贫血。

菜品举例 菠菜炒猪肝、菠菜猪肝汤。

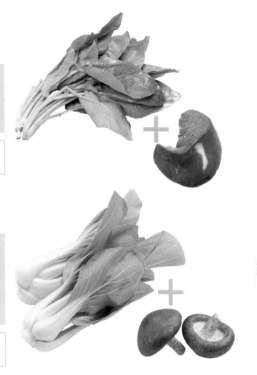

☑ 油菜 + 香菇

防衰老、治便秘

油菜富含的膳食纤维能促进肠胃蠕动，可治疗便秘；香菇可增强人体抵抗力，防止便秘。二者搭配，防衰老、治便秘效果更佳。

菜品举例 香菇炒油菜、香菇油菜汤。

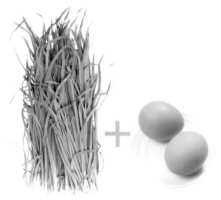

☑ 韭菜 + 鸡蛋

补肾、行气、止痛

韭菜具有补肾温阳作用，可辅助治疗阳痿、遗精、早泄等症，搭配鸡蛋食用，具有补肾、行气、止痛的功效。

菜品举例 韭菜炒鸡蛋、韭菜鸡蛋盒子。

☑ 韭菜 + 猪肉

杀菌、助消化

韭菜具有补肾温阳、消炎杀菌、开胃、促消化、润肠通便的功效，搭配猪肉，杀菌、助消化效果更佳。

菜品举例 猪肉韭菜饺子、猪肉韭菜盒子。

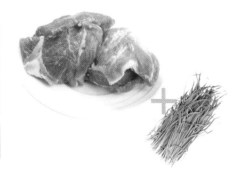

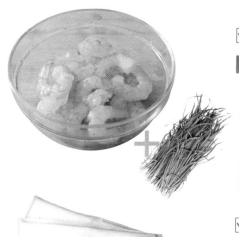

☑ 韭菜 + 虾仁

补肾壮阳

韭菜有"壮阳草"之称，具有提神、止汗固涩、补肾助阳、固精的功效，虾仁亦可补肾壮阳。二者搭配，补肾壮阳效果显著。

菜品举例 韭菜炒虾仁、韭菜虾仁饺子。

☑ 韭菜 + 豆腐干

提高豆腐干中蛋白质的利用率

豆腐干是豆腐的再加工制品，富含蛋白质、脂肪、碳水化合物，还含有钙、磷、铁等多种人体所需的矿物质。韭菜与豆腐干搭配，可提高豆腐干中蛋白质的利用率。

菜品举例 韭菜炒豆腐干。

☑ 番茄 + 牛肉

滋补美容

番茄富含维生素 C 和番茄红素，可美容养颜；牛肉含有丰富的蛋白质，是滋补佳品。二者搭配食用，不仅可增加营养，还可滋补美容。

菜品举例 番茄牛肉汤、番茄炖牛腩。

✿✿ 营养知识小课堂

番茄红素是一种主要存在于番茄中的植物性营养素，它是一种高效抗氧化剂，该营养素有抗氧化、防衰老、美容养颜的功效，还具有抗癌的作用。不是只有番茄中才有番茄红素，西瓜等红色蔬果中也有，只是含量相对较低一些。

番茄既可以生吃也可以熟吃。生吃有助于保留其中的维生素 C，而若想要使番茄红素发挥出更大的功效，最好熟吃，或者把番茄榨汁或捣成泥食用。

☑ 白萝卜 + 豆腐

有助于吸收豆腐的营养

白萝卜富含维生素C和微量元素锌，经常食用有助于增强机体的免疫功能。白萝卜与豆腐搭配，有助于吸收豆腐的营养。

| 菜品举例 | 白萝卜豆腐汤。 |

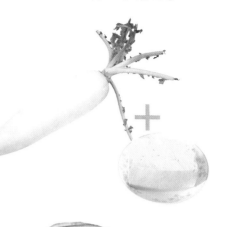

☑ 豆角 + 土豆

防治急性肠胃炎，缓解呕吐腹泻

豆角具有滋阴补肾、健脾胃、消食的功效，土豆可健脾健胃、益气和中。二者搭配，可防治急性肠胃炎，缓解呕吐腹泻。

| 菜品举例 | 豆角炖土豆。 |

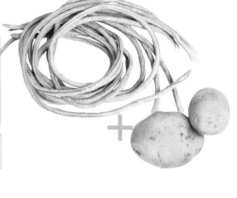

☑ 豆角 + 猪肉

补中、益气、健脾

猪肉（瘦）富含铁，同时还含有可促进铁吸收的半胱氨酸，能改善缺铁性贫血，与豆角搭配，若再放些枸杞子，可补中、益气、健脾。

| 菜品举例 | 猪肉炖豆角、猪肉豆角包子。 |

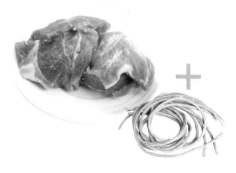

☑ 冬瓜 + 排骨

消除油腻、增强口感

冬瓜有利尿减肥的功效，与营养丰富的排骨搭配食用，可消除油腻、增强口感。

| 菜品举例 | 冬瓜排骨汤。 |

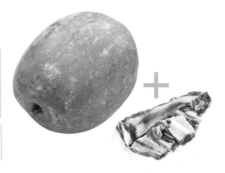

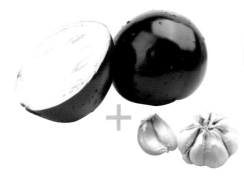

☑ 茄子 + 大蒜

保护心血管

茄子富含维生素 P，有很好的保护心血管的功效；大蒜可消炎灭菌、防癌、抗癌。二者搭配，保护心血管效果颇佳。

菜品举例 蒜蓉茄子。

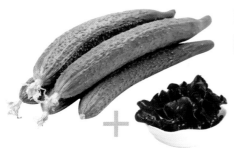

☑ 黄瓜 + 黑木耳

平衡营养

黄瓜有抑制体内糖类转化为脂肪的作用，具有减肥的功效；黑木耳则可强身、补血。二者搭配食用，可以平衡营养。

菜品举例 凉拌黄瓜木耳、黄瓜木耳炒肉。

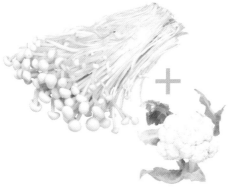

☑ 金针菇 + 菜花

提高免疫力

金针菇中的多糖能提高机体免疫力；菜花富含维生素 C，可提高人体抗病毒能力。二者搭配，提高免疫力效果更佳。

菜品举例 金针菇拌菜花。

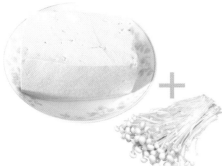

☑ 金针菇 + 豆腐

健脑益智

金针菇对增强智力有良好的作用，与富含蛋白质的豆腐搭配，有健脑益智的作用。

菜品举例 金针菇豆腐汤、肉末金针菇蒸豆腐。

☑ 草菇 + 猪肉

补脾益气

草菇富含维生素C，能促进人体新陈代谢，提高机体免疫力；猪肉富含铁，具有补气血的功效。二者搭配可补脾益气。

菜品举例 草菇焖猪肉、草菇炒肉片。

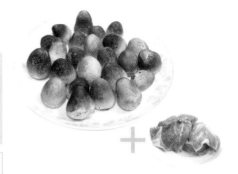

☑ 鲫鱼 + 豆腐

有利于钙的吸收与利用

豆腐含大量钙质，与富含维生素D的鲫鱼搭配食用，更有利于对钙的吸收与利用。

菜品举例 鲫鱼豆腐汤、鲫鱼炖豆腐。

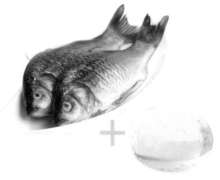

☑ 海带 + 豆腐

预防碘缺乏

豆腐中的皂角苷可加速碘的排泄，容易引起碘缺乏，而海带含碘丰富，二者搭配食用可以预防碘缺乏。

菜品举例 海带豆腐汤、海带炖豆腐。

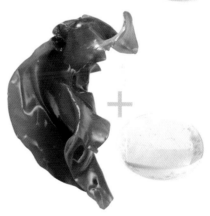

☑ 虾仁 + 腰果

使肌肤亮丽、红润

虾仁历来是滋补壮阳的妙品，腰果可润肤美容、抗衰老，二者搭配食用，可使肌肤亮丽、红润。

菜品举例 虾仁炒腰果。

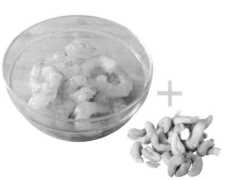

营养加倍的搭配

前文说到营养素之间有协同作用，那么应用到实际的食材搭配中就是通过合理的搭配，能够实现营养的互补、加倍和促进营养的吸收等有益健康的效果。饮食中注意合理搭配，可取长补短、发挥各种食材的营养优势。

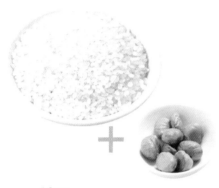

☑ 大米 + 栗子

健脾养胃、增进食欲

大米可促进消化、补脾清肺；栗子能补肾强筋、补脾健胃，对人体有很好的滋补功能。二者搭配食用，可健脾养胃、增进食欲。

菜品举例 大米栗子粥。

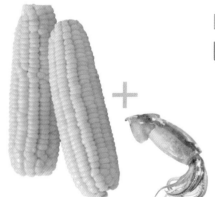

☑ 玉米 + 鱿鱼

补充营养

玉米富含膳食纤维，能促进肠胃蠕动；鱿鱼富含蛋白质和人体所需的氨基酸，有滋阴养胃、补虚润肤的功效。二者搭配食用，能补充营养，使营养加倍。

菜品举例 鱿鱼干玉米汤、鱿鱼干玉米炒饭。

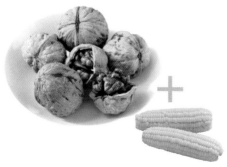

☑ 玉米 + 核桃

增强体力、加强免疫力

玉米富含氨基酸与矿物质，可促进生长发育；核桃富含人体必需的多不饱和脂肪酸。二者搭配食用，可增强体力、加强免疫力。

菜品举例 玉米核桃蒸糕、核桃玉米奶。

☑ 燕麦 + 牛奶

富含多种营养

燕麦和牛奶搭配食用，富含蛋白质、维生素、膳食纤维、钙及多种微量元素。

菜品举例 燕麦牛奶粥。

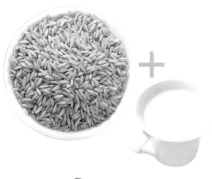

☑ 白菜 + 鲤鱼

提供多种营养成分

二者搭配食用，能提供丰富的蛋白质、碳水化合物、维生素C等多种营养成分，能补脾健胃、利水消肿、通乳、清热解毒。

菜品举例 白菜炖鲤鱼。

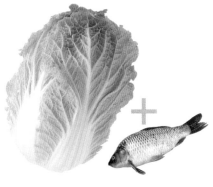

☑ 白菜 + 虾仁

提高机体免疫力

虾具有高蛋白、低脂肪的特点，可补肾壮阳；白菜富含碳水化合物、多种维生素及矿物质。二者搭配食用，可提高机体免疫力。

菜品举例 白菜虾仁粥、白菜虾仁水饺。

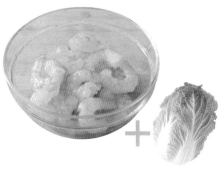

☑ 芹菜 + 牛肉

强壮筋骨、滋补健身

芹菜和牛肉同食可提供全面的营养成分，而且有强壮筋骨、滋补健身的作用。

菜品举例 芹菜炒牛肉、芹菜牛肉包子。

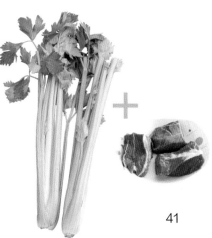

41

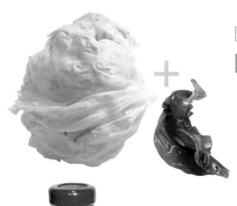

☑ 生菜 + 海带

促进海带中铁的吸收

生菜富含维生素C，而海带中含有大量的铁元素。生菜中的维生素C可以促进人体对海带中的铁元素的吸收利用。

菜品举例 生菜海带汤。

☑ 生菜 + 蚝油

消脂减肥、镇痛催眠

生菜富含膳食纤维和维生素C，生菜还含有莴苣素，具有清热、催眠的作用；搭配蚝油食用，营养加倍，还可消脂减肥、镇痛催眠。

菜品举例 蚝油炒生菜。

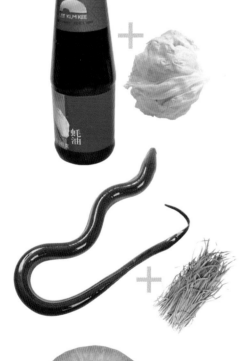

☑ 韭菜 + 鳝鱼

在营养方面相得益彰

鳝鱼鲜嫩、韭菜香浓，二者搭配食用，不但口感好，而且在营养方面相得益彰。

菜品举例 韭菜炒鳝鱼丝、韭菜鳝鱼羹。

☑ 南瓜 + 排骨

增加营养、稳糖

南瓜有降血糖的功效；排骨营养丰富，具有滋补的作用。把南瓜作为主食的一部分，与排骨搭配，既可增加营养，又可预防糖尿病。

菜品举例 南瓜蒸排骨、排骨焖南瓜。

☑ 白萝卜 + 蛤蜊

强心护肝

白萝卜能清热降火、健脾开胃；蛤蜊可滋阴润燥、益气养阴。二者搭配可清热滋阴。

菜品举例	白萝卜蛤蜊汤。

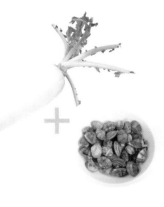

☑ 茄子 + 青椒

有效保护心血管

二者搭配食用，可提高茄子中类黄酮的吸收率，有效保护心血管。

菜品举例	茄子炒青椒。

☑ 胡萝卜 + 肉类 / 油脂

利于营养吸收

胡萝卜中含有大量的β胡萝卜素，β胡萝卜素属于脂溶性物质，因此含有这种物质的食物最好用食用油烹饪，或加入肉类一起烹饪，以利于其吸收利用。

菜品举例	胡萝卜炖羊肉、素炒胡萝卜丝。

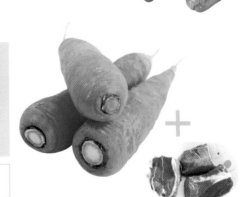

❀❀ 营养知识小课堂

β胡萝卜素与维生素A

维生素A只存在于动物性食物中，如肉类、动物肝脏等，植物性食物中是不存在维生素A的，但是植物性食物中的胡萝卜素可在人体内转化成维生素A，因此被称为维生素A原。平时人们所说的某种植物性食物中含有维生素A，其实是指其含有胡萝卜素。β胡萝卜素就是胡萝卜素的一种，可在体内转化成维生素A。含β胡萝卜素丰富的食物主要有胡萝卜、红薯、木瓜、芒果等。

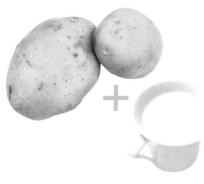

☑ 土豆 + 牛奶

提供全面营养

土豆含蛋白质量较低、含钾量高；牛奶含有丰富的蛋白质、脂肪及矿物质。二者搭配食用，可为人体提供全面营养。

菜品举例 牛奶土豆汤、牛奶土豆面饼。

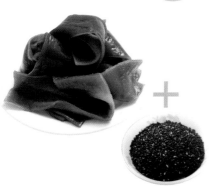
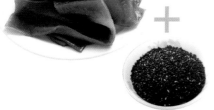

☑ 海带 + 芝麻

益寿养颜

海带碘含量丰富，在人体内与酪氨酸合成甲状腺素，从而调节身体内的水盐平衡，有消肿的功效，与芝麻搭配食用，可益寿养颜。

菜品举例 海带芝麻饭、凉拌海带芝麻。

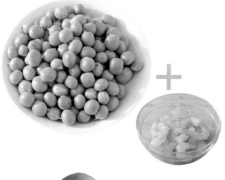

☑ 豌豆 + 虾仁

提高二者的营养价值

豌豆富含优质蛋白质，与营养价值高的虾仁搭配食用，可提高豌豆的蛋白质吸收率。

菜品举例 豌豆炒虾仁。

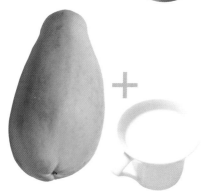

☑ 木瓜 + 牛奶

补充维生素 A

木瓜维生素 A 及维生素 C 的含量特别高，和牛奶搭配食用，可以有效补充维生素 A，不仅能美白养颜，还可健体美容。

菜品举例 牛奶炖木瓜、木瓜牛奶蒸蛋。

西蓝花 + 糙米

护肤、防衰老、抗癌

西蓝花中的维生素 C 与糙米中的维生素 E 结合，具有护肤、防衰老、抗癌的功效。

菜品举例 西蓝花糙米饭。

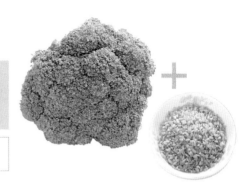

芒果 + 牛奶

保护眼睛、强壮身体、抗衰老

富含维生素 C 的芒果与营养丰富的牛奶搭配，有保护眼睛、强壮身体、抗衰老的功效。

菜品举例 芒果牛奶汁、芒果牛奶布丁。

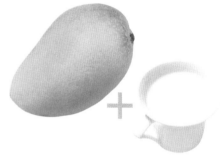

山楂 + 牛肉

促进人体对牛肉中蛋白质的吸收

山楂有消食化积、活血散瘀的功效；牛肉蛋白质所含必需氨基酸种类全、数量多，且比例合适，故其营养价值高。二者搭配，可以促进蛋白质的吸收。

菜品举例 山楂牛肉丝。

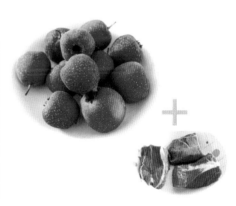

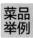 猪肉 + 大蒜

促进猪肉中维生素 B_1 的吸收

猪肉中的维生素 B_1 不稳定，在人体停留时间较短；而大蒜中的蒜素可与维生素 B_1 结合。二者搭配可促进维生素 B_1 的吸收与利用。

菜品举例 蒜香猪肉。

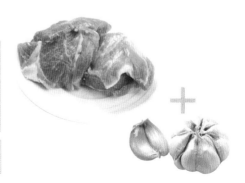

专题 谷类 + 豆类

实现蛋白质互补

"豆赖谷蛋"来互补

谷类和豆类都富含蛋白质，但两类食物中蛋白质氨基酸的种类不同，二者搭配有助于氨基酸互补。豆类中富含赖氨酸和色氨酸，可以弥补谷类中这两类氨基酸的不足；而谷类中的蛋氨酸则可以帮助豆类补充其缺憾。

谷类与豆类混合食用所提供的蛋白质的质量及其消化吸收率，远高于单独食用谷类。有研究指出，用豆类蛋白质与谷类蛋白质按照1∶1进行混合，所得蛋白质的品质可与肉、奶和其他动物性蛋白质相媲美。

谷类与豆类中的氨基酸对比

氨基酸种类	高质量基数	玉米	大豆
组氨酸	17	27 高	28 高
异亮氨酸	42	38 低	50 高
亮氨酸	70	133 高	85 高
赖氨酸	51	27 低	70 高
蛋氨酸和胱氨酸	26	41 高	28 高
苯丙氨酸和酪氨酸	73	92 高	88 高
苏氨酸	35	37 高	42 高
色氨酸	11	9 低	14 高
缬氨酸	48	46 低	53 高

❀ 营养知识小课堂

蛋白质与氨基酸

氨基酸是人体蛋白质的基本组成单位。构成人体蛋白质的氨基酸有 20 种，其中 9 种是人体不能自身合成、必须从食物中摄取的，称为必需氨基酸；还有 9 种是可以在体内合成的，称为非必需氨基酸；另外 2 种是在体内可以通过其他氨基酸转化而来的，称为条件必需氨基酸。根据蛋白质所含氨基酸的种类是否齐全及其比例是否合理，蛋白质可以分为完全蛋白和不完全蛋白。

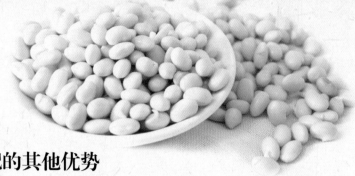

谷类与豆类搭配的其他优势

谷类与豆类的搭配，除了能够实现蛋白质的互补以外，还因其各自营养成分、性味归经等的不同而发挥其他的健康功效。

比如：薏米 + 红豆→蛋白质互补

→利尿、祛湿、去水肿

玉米 + 豆类→蛋白质互补

→降低胆固醇、保护心脏

谷类与豆类搭配怎么吃

谷类与豆类搭配，以粥、米饭、馒头、花卷等为主，还可以搭配在一起打制豆浆、米糊、五谷汁，自己可以随意搭配食材，口味可以变化多样。

常见谷类食材

小米、大米、黑米、糯米、薏米、燕麦、荞麦、小麦、玉米等。

常见豆类食材

黄豆、黑豆、绿豆、红豆、青豆等。

谷类与豆类的经典搭配范例

小米 + 黄豆	小米黄豆粥、小米黄豆米糊
大米 + 红豆	大米红豆饭、大米红豆粥、大米红豆豆浆
黑米 + 黑豆	黑米黑豆豆浆、黑米黑豆糊
糯米 + 红豆	糯米红豆饭
糙米 + 绿豆	糙米绿豆粥

补益效果好的搭配

健康的饮食要从正确的食材搭配开始，合理的搭配不仅吃得香、吃得对、吃得好，而且还会起到补益的效果，有的可清心宁神，有的可滋阴润燥，有的可补气强身，下面就列举一些这样的典型例子。

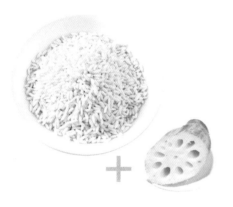

☑ 糯米 + 莲藕

益气养血

糯米对气虚所导致的盗汗、气短、乏力等症状可起到改善作用；莲藕富含铁、钙、蛋白质及维生素，有补血益气、增强免疫力的作用。二者搭配，具有很好的益气养血效果。

菜品举例	糯米莲藕粥。

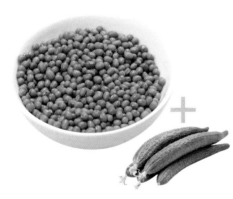

☑ 绿豆 + 黄瓜

清热去火

中医认为绿豆能清热、消暑、除烦、止渴，非常适宜夏季食用；黄瓜则有润肠通便、减肥瘦身的功效。二者搭配，可清热去火，安神轻身。

菜品举例	绿豆黄瓜粥。

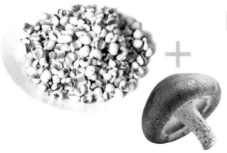

☑ 薏米 + 香菇

抗癌

香菇性味甘平，有抗癌的功效；薏米可祛湿消肿、美白祛斑。二者均为抗癌佳品，搭配食用，抗癌效果更佳。

菜品举例	薏米香菇粥。

☑ 苋菜 + 鸡蛋

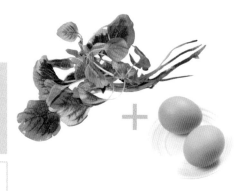

增强免疫力

苋菜和鸡蛋都含有丰富的蛋白质及钙、铁、磷等多种矿物质，二者搭配食用，可以增强人体的免疫力。

菜品举例 苋菜炒鸡蛋、苋菜鸡蛋汤。

☑ 芹菜 + 百合

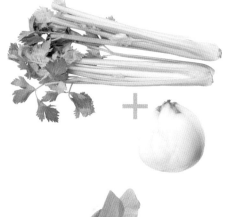

清热止咳

芹菜富含膳食纤维，有清胃、涤热、祛风的功效；百合可润肺止咳，清心安神。二者搭配，具有很好的清热止咳效果。

菜品举例 芹菜炒百合、芹菜百合粥。

☑ 油菜 + 豆腐

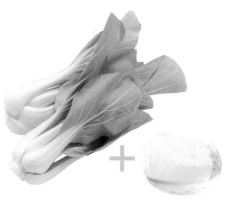

清热解毒、润肺止咳

富含膳食纤维的油菜与植物蛋白丰富的豆腐搭配食用，有清热解毒、润肺止咳的功效。

菜品举例 油菜炒豆腐、油菜豆腐汤。

☑ 油菜 + 虾仁

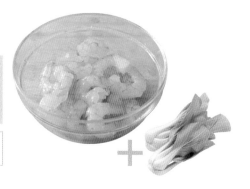

消肿散血、清热解毒

二者搭配食用可为人体提供丰富的维生素和钙质，具有很好的消肿散血、清热解毒效果。

菜品举例 油菜炒虾仁。

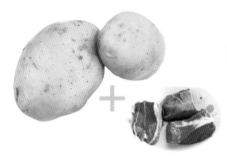

☑ 土豆 + 牛肉

酸碱搭配，有益健康

土豆属于碱性食物，而牛肉为酸性食物，二者搭配，有益健康，并且有宜于保护胃黏膜。

菜品举例　土豆炖牛肉。

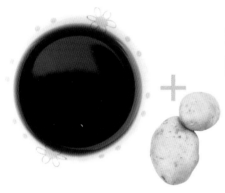

☑ 土豆 + 醋

开胃助消化

土豆具有和胃调中、益气健脾等功效；醋可以促进唾液和胃液的分泌，帮助消化。二者搭配，可开胃助消化，辅助治疗消化不良等。

菜品举例　醋熘土豆丝。

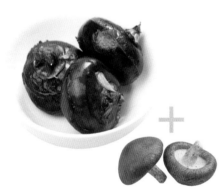

☑ 荸荠 + 香菇

益气强身、养胃助食

荸荠有清热润肺、益气安中的功效；香菇可提高免疫力、防癌抗癌、防治便秘。二者搭配食用，可起到益气强身、养胃助食的作用。

菜品举例　荸荠炒香菇、荸荠香菇汤。

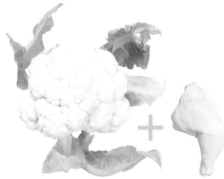

☑ 菜花 + 鸡肉

增强肝脏的解毒能力

二者搭配食用，可补大脑、利内脏，常吃可增强肝脏的解毒能力，提高人体免疫功能。

菜品举例　鸡肉炒菜花。

☑ 菜花 + 蘑菇

防癌抗癌

菜花中的类黄酮有很强的抗氧化功效，经常食用菜花，可减少乳腺癌、直肠癌等癌症的发病概率；蘑菇也有抗癌的作用。二者搭配，防癌抗癌效果更佳。

菜品举例 蘑菇烧菜花。

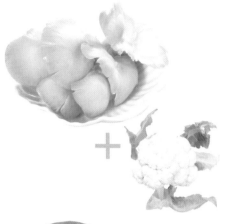

☑ 南瓜 + 红枣

补脾益气、解毒止痛

南瓜所含的果胶起到解毒的作用，搭配大枣食用，有很好的补脾益气、解毒止痛效果。

菜品举例 南瓜红枣汤、南瓜红枣发糕。

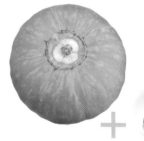

☑ 百合 + 莲子

清心宁神，改善睡眠质量

百合和莲子都有清心宁神、镇静的作用，二者搭配食用，可改善睡眠质量，改善心烦失眠等症。

菜品举例 百合莲子粥、银耳百合莲子羹。

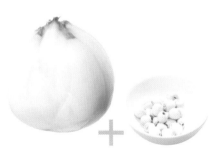

☑ 白萝卜 + 牛肉

利五脏、益气血

白萝卜维生素C丰富，牛肉蛋白质丰富，二者搭配食用可利五脏、益气血。

菜品举例 白萝卜牛肉汤、白萝卜炖牛肉。

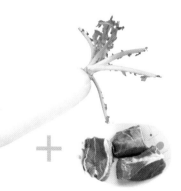

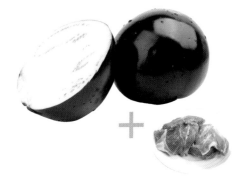

☑ 茄子 + 猪肉

增强血管抵抗力

茄子中的类黄酮能使血管壁保持弹性，保护心血管，与猪肉搭配食用，可有效增强血管抵抗力。

菜品举例 猪肉炖茄子。

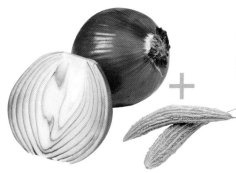

☑ 洋葱 + 苦瓜

解毒、降血糖

二者搭配，可有效提高机体的免疫功能，增强糖尿病患者的体质，可解毒、降血糖。

菜品举例 洋葱拌苦瓜。

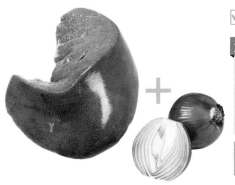

☑ 洋葱 + 猪肝

滋阴润燥、提神、通便

二者搭配食用，有滋阴润燥、提神、通便的功效，适合阴虚干咳、口渴、体倦乏力、便秘者食用。

菜品举例 猪肝炒洋葱。

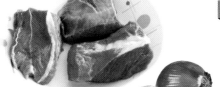

☑ 洋葱 + 羊肉

温补健胃

洋葱性温、味辛，有杀菌、降脂降糖的作用，搭配具有壮阳益肾、健脾暖胃功效的羊肉，可温补健胃。

菜品举例 葱爆羊肉。

☑ 西蓝花 + 香菇

提高免疫力、改善微循环

西蓝花富含维生素 C 和膳食纤维，与香菇搭配食用，可以起到提高免疫力、改善微循环的作用。

菜品举例 西蓝花炒香菇。

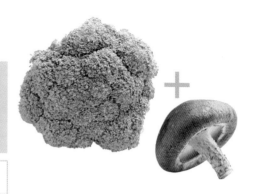

☑ 山药 + 鸭肉

滋阴补肾

山药可健脾益胃、补肾固肾；鸭肉可滋阴养胃、健脾补虚。二者搭配食用，滋阴补肾效果非常好。

菜品举例 山药炖鸭。

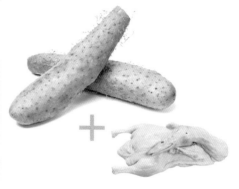

☑ 丝瓜 + 海米

滋肺阴、补肾阳

丝瓜富含维生素 C，海米钙的含量较高，二者搭配有滋肺阴、补肾阳的功效。

菜品举例 海米炒丝瓜。

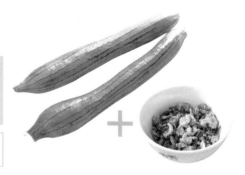

☑ 草菇 + 豆腐

益气补虚

草菇可促进人体新陈代谢，增强抗病能力，搭配富含植物蛋白的豆腐，有益气补虚的功效，适合脾胃虚弱、食欲缺乏者食用。

菜品举例 草菇炖豆腐。

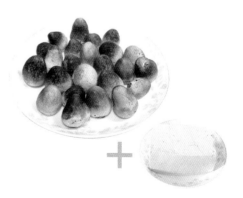

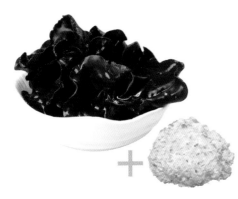

☑ 黑木耳 + 银耳

润肺、补血、益气

黑木耳有润肺、养血、益气的功效；银耳可补肾润肺、生津提神。二者搭配食用，润肺、补血、益气效果更佳。

菜品举例	凉拌木耳银耳。

☑ 黑木耳 + 豆腐

健脾养胃

黑木耳可把残留在人体消化系统内的灰尘、杂质吸附起来排出体外，从而起到清胃涤肠的作用，与豆腐搭配食用，健脾养胃效果很好。

菜品举例	木耳炒豆腐、木耳豆腐汤。

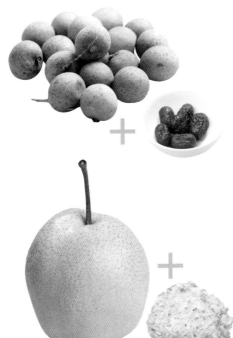

☑ 桂圆 + 红枣

养血安神

二者都具有补气养虚的作用，搭配食用可养血安神，有助于提高睡眠质量。

菜品举例	桂圆红枣汤。

☑ 梨 + 银耳

滋阴润燥、去肺火

梨有祛痰止咳、促进消化的作用；银耳富含天然植物性胶质，并有滋阴功效。二者搭配，可滋阴润燥、去肺火。

菜品举例	银耳冰糖雪梨汤、银耳香梨粥。

☑ 苹果 + 猪肉

消除疲劳

苹果中的果酸可中和人体内的酸性物质，不仅有助于防止疲劳，还有助于消除疲劳，搭配营养丰富的猪肉，消除疲劳效果更佳。

菜品举例 苹果瘦肉汤。

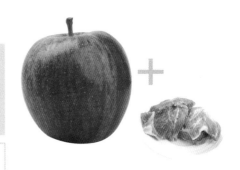

☑ 芒果 + 鸡肉

补脾胃、益气血、生津液

芒果有美肤养颜的功效；鸡肉的蛋白质含量较高，且易被人体吸收，有强壮身体的作用。二者搭配可补脾胃、益气血、生津液。

菜品举例 芒果鸡肉卷。

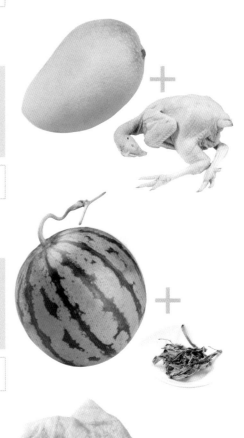

☑ 西瓜 + 薄荷

生津止渴、提神醒脑

西瓜有清热解暑、除烦止渴的作用；薄荷可提神醒脑、镇静情绪。二者搭配食用，生津止渴、提神醒脑效果更佳。

菜品举例 西瓜薄荷饮。

☑ 猪肚 + 莲子

补中益气、益肾固精

猪肚可补虚损、健脾胃；莲子可补五脏不足。二者搭配可起到补中益气、益肾固精的作用。

菜品举例 莲子炖猪肚。

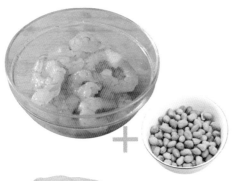

☑ 虾仁 + 花生

强健骨骼

富含钙的虾仁与含磷丰富的花生搭配同食，会形成磷酸钙，可促进牙齿与骨骼强健。

菜品举例	花生米炒虾仁。

☑ 鸡肉 + 栗子

健脾强身

鸡肉有造血功能；栗子健脾效果很好。二者搭配食用，可补充营养，健脾强身。

菜品举例	栗子烧鸡。

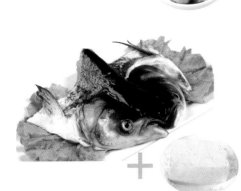

☑ 鲢鱼头 + 豆腐

延缓衰老

鲢鱼有健脾开胃、延缓衰老的功效，与富含蛋白质的豆腐同食，可促进蛋白质的吸收，延缓衰老。

菜品举例	鲢鱼头豆腐汤。

✿✲ 营养知识小课堂

　　蛋白质分为动物性和植物性蛋白质两种。动物性蛋白质相对来说更容易被人体吸收，因此被称为优质蛋白质。肉类和蛋类所含的蛋白质就是动物性蛋白质。肉类中含有最佳蛋白质的是鱼肉，其次是其他白肉，再次是红肉。肉类食品最好不要选择煎、炸的烹饪方式，否则会使优质蛋白质变成劣质蛋白质。

　　植物性蛋白质主要来源于谷类、豆类，尤其是豆类食品中植物性蛋白质含量最为丰富。人体对植物性蛋白质的吸收会差一些，不过，富含植物性蛋白质的食物含有膳食纤维，相比动物性蛋白质，脂肪含量低，胆固醇含量也更低。如果患有心脑血管疾病，最好选择植物性蛋白质。

食补胜药补的搭配

　　所谓"药食同源"，也就是说，吃是可以吃出健康、调养身体，甚至防治疾病的。有些食材的搭配可以使我们在满足口腹之欲的同时，还能兼顾到健康，实现养生与美味双赢，下面就列举一些食补大于药补的搭配。

☑ 小米 + 南瓜

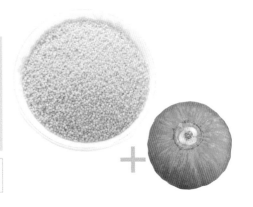

排毒

小米含有丰富的铁，具有滋阴和补血功效；南瓜所含的果胶具有很强的吸附性，能黏结和消除体内的有害物质，起到排毒的作用。二者搭配食用，排毒效果颇佳。

菜品举例　小米南瓜粥。

☑ 小米 + 红糖

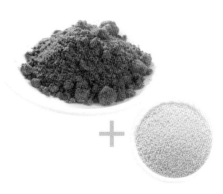

补虚、补血

小米含有丰富的营养，可健脾胃、补虚损；红糖含铁量高，有除瘀、补血的功效。二者搭配食用，可补虚、补血，非常适合产妇食用。

菜品举例　小米红糖粥。

☑ 黑米 + 燕麦

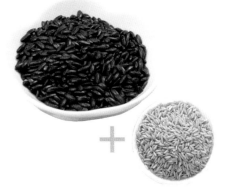

降低胆固醇

黑米和燕麦都含丰富的膳食纤维，有助于降低血液中胆固醇的含量，从而降低血脂，对动脉粥样硬化性冠心病有较好的防治作用。

菜品举例　黑米燕麦粥。

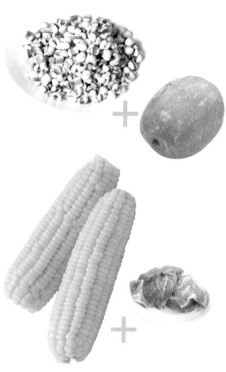

☑ 薏米 + 冬瓜

祛湿消肿

薏米有利尿、消水肿的作用；冬瓜具有消肿而不伤正气的作用。二者搭配食用，祛湿消肿效果更好。

> **菜品举例** 薏米冬瓜粥。

☑ 玉米 + 猪肉

延缓衰老

玉米能延缓衰老、降低血清胆固醇、防止皮肤病变，搭配猪肉，延缓衰老的效果更好。

> **菜品举例** 肉末炒玉米。

☑ 玉米 + 红薯

通便排毒

玉米和红薯都含有大量的膳食纤维，能刺激肠胃蠕动，加速粪便排泄，降低肠道内毒素的浓度，从而起到通便排毒的作用。

> **菜品举例** 玉米炒红薯。

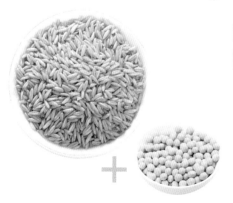

☑ 燕麦 + 黄豆

降脂减肥

燕麦富含的膳食纤维能增加饱腹感，减少进食，有助于减肥。燕麦搭配富含蛋白质的黄豆，降脂减肥效果颇佳。

> **菜品举例** 燕麦黄豆豆浆。

☑ 绿豆 + 南瓜

缓解头晕乏力

绿豆可清热、消暑、除烦、止渴；南瓜具有解毒的功效。二者搭配食用，能够缓解头晕乏力。

| 菜品举例 | 绿豆南瓜粥。 |

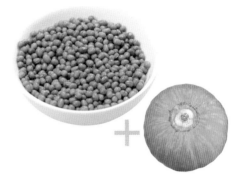

☑ 绿豆 + 海带

消暑止渴

绿豆清热解暑效果很好，搭配具有消肿功效的海带，消暑止渴效果更佳，非常适合夏季食用。

| 菜品举例 | 绿豆海带汤。 |

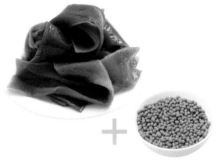

☑ 芹菜 + 花生

降脂、降压

芹菜有降压、降脂作用，花生可预防动脉硬化，二者搭配对心脑血管病有一定疗效。

| 菜品举例 | 芹菜拌花生。 |

☑ 苦瓜 + 鸡蛋

清热生津、降糖减肥

苦瓜有利尿、退热、清心明目、去火的功效，其所含的苦瓜皂苷具有良好的降糖作用。搭配鸡蛋同食，可清热生津、降糖减肥。

| 菜品举例 | 苦瓜炒鸡蛋。 |

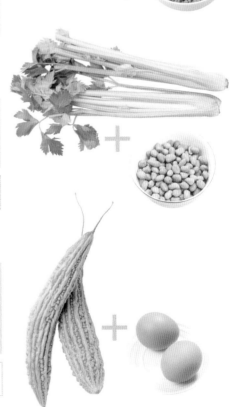

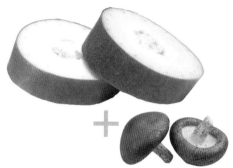

☑ 冬瓜 + 香菇

减肥消肿

冬瓜本身不含脂肪，热量不高，有助于减肥瘦身；冬瓜还有消肿作用。搭配具有提高免疫力功能的香菇，减肥消肿效果更佳。

菜品举例 香菇冬瓜汤。

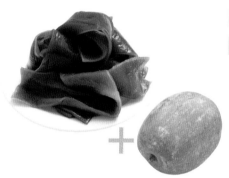

☑ 冬瓜 + 海带

利尿消肿

冬瓜和海带都有利尿消肿的功效，二者搭配，效果更佳，特别适合高血压、肾脏病、水肿病等患者食用。

菜品举例 冬瓜海带汤。

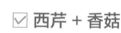

☑ 西芹 + 香菇

抗衰老

西芹有促进食欲、降低血压、清肠利便等功效；香菇既能增强人体免疫力，又能抗衰老。二者搭配抗衰老效果颇佳。

菜品举例 香菇拌西芹。

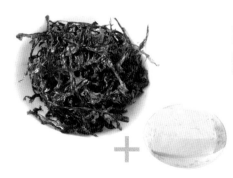

☑ 紫菜 + 豆腐

降压抗癌

紫菜富含镁，与富含钙的豆腐同时食用，可促进钙的吸收，还有降压抗癌的功效。

菜品举例 紫菜豆腐汤。

☑ 黑木耳 + 猪肉

化解结石

肾结石初期的患者，每天吃 2~3 次木耳，可帮助消除结石，和猪肉一起食用，既可补充营养，又有很好的化解结石作用。

菜品举例 木耳炒肉。

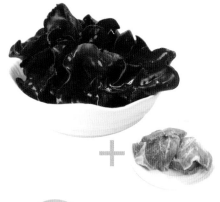

☑ 黑木耳 + 鸡蛋

排毒通便

黑木耳有"血管清道夫"之称，可将毒素排出体外，与营养丰富的鸡蛋同食可排毒通便。

菜品举例 木耳炒鸡蛋、木耳鸡蛋汤。

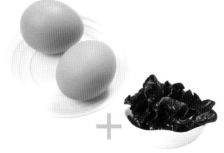

☑ 银耳 + 百合

清热安神

银耳可补脾开胃、益气清肠、安眠健胃、清热润燥；百合则有润肺止咳、镇静催眠的功效。二者搭配食用，有很好的清热安神效果。

菜品举例 百合银耳粥。

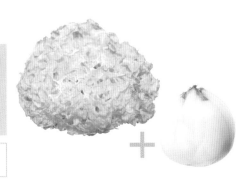

☑ 银耳 + 雪梨

滋阴补肾、润肺养颜

银耳富含天然植物性胶质，有滋阴润肺、生津止渴的功效；雪梨可祛痰止咳，保护咽喉。二者搭配可滋阴补肾、润肺养颜。

菜品举例 银耳雪梨汤、冰糖雪梨炖银耳。

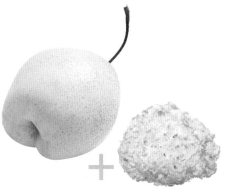

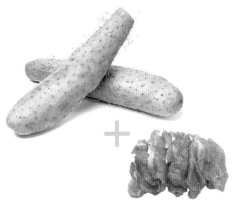

☑ 山药 + 羊肉

`滋阴补虚`

山药可以防止黏膜损伤，能够在胃蛋白酶的作用下保护胃壁，预防胃溃疡和胃炎，与具有温补作用的羊肉同食，有滋阴补虚功效。

菜品举例 山药羊肉汤、山药胡萝卜炖羊肉。

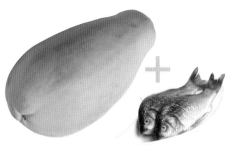

☑ 木瓜 + 鲫鱼

`催乳补虚`

木瓜中的木瓜蛋白酶对催乳有益；鲫鱼可补虚强身，适合产妇食用。二者搭配是产后佳品。

菜品举例 木瓜鲫鱼汤。

☑ 桃子 + 葡萄柚

`预防贫血`

桃子具有促进血红蛋白再生的作用，有助于预防贫血，使脸色红润；葡萄柚能帮助人体吸收钙和铁质。二者搭配，可预防贫血。

菜品举例 葡萄柚桃子汁。

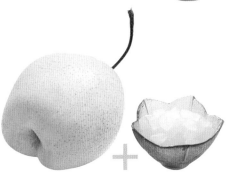

☑ 梨 + 冰糖

`清热化痰、润肺止咳`

梨可润肺止咳，冰糖可清热化痰，二者搭配可辅助治疗阴虚燥咳。

菜品举例 冰糖雪梨汁。

☑ 红枣 + 百合

安神、滋阴补血

红枣可镇静安神；百合有止血、活血、清肺润燥、滋阴清热、理脾健胃的功效。二者搭配食用，安神、滋阴、补血效果颇佳。

菜品举例 红枣百合粥、红枣百合蒸南瓜。

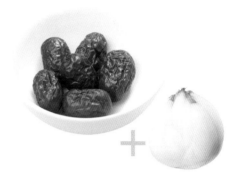

☑ 豆腐 + 草莓

改善更年期不适症状

草莓有明目养肝、去火、解暑、清热、补血的功效，与豆腐搭配可改善更年期不适症状。

菜品举例 草莓豆腐奶。

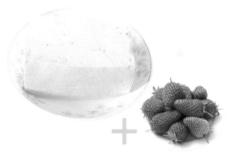

☑ 苹果 + 冰糖

保护心血管

苹果中的果胶和微量元素铬能保持血糖的稳定，还能有效降低胆固醇，与冰糖搭配食用，可保护心血管。

菜品举例 拔丝苹果。

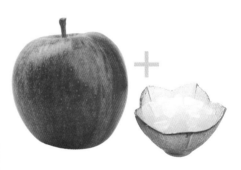

☑ 枸杞子 + 白酒

改善腰膝酸软症状

枸杞子性平，味甘，归肝、肾经，有补肝明目、降血脂、降血压、抵抗疲劳的功效，与白酒搭配，可有效改善腰膝酸软症状。

菜品举例 枸杞子酒。

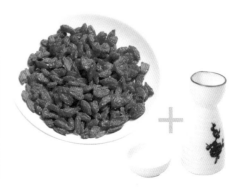

美容、瘦身俱佳的搭配

　　这样吃，不仅不会胖，免去减肥的烦恼，而且还可以吃出美丽的容颜、苗条的身材、健康的体魄，美味与营养双收，健康与快乐同在，让人不亦乐乎，让我们领略一下美容、瘦身俱佳的搭配有哪些吧！

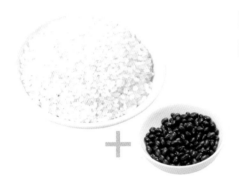

☑ 大米 + 黑豆

美容护发

黑豆中丰富的 B 族维生素及维生素 E，具有很好的美容功效，并能乌发，防治白发早生，与大米搭配食用，可美容护发。

菜品举例 黑豆大米粥。

☑ 小米 + 猪蹄

美容护肤

小米含有丰富的铁，具有滋阴和补血功效；猪蹄富含胶原蛋白质，脂肪含量也比肥肉低，可增强皮肤弹性和韧性。二者搭配食用，有很好的美容护肤功效。

菜品举例 猪蹄小米粥。

☑ 薏米 + 胡萝卜

养颜润肤

薏米有祛湿消肿、祛斑美肤的功效；胡萝卜所含的胡萝卜素进入人体后会转变成维生素 A，有助于增强机体免疫力。二者搭配，可以起到养颜润肤的效果。

菜品举例 薏米胡萝卜粥。

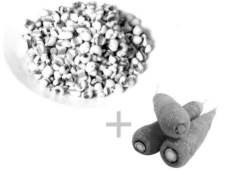

☑ 燕麦 + 红枣

补血养颜

燕麦可美容养颜、调脂减肥；红枣能养血、安神。二者搭配食用，补血养颜效果更佳。

菜品举例 燕麦红枣粥、红枣燕麦蛋糕。

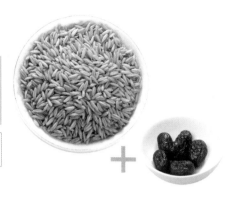

☑ 荞麦 + 鸡蛋

维持皮肤及神经系统健康

鸡蛋有健脑益智、清热解毒、润肺利咽、滋阴养血的功效，与富含膳食纤维的荞麦搭配食用，可维持皮肤及神经系统健康。

菜品举例 鸡蛋炒荞麦面。

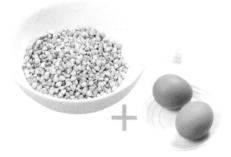

☑ 红豆 + 南瓜

健肤润肤、防止皮肤粗糙

红豆能让人气色红润，有补血养颜的功效，与有解毒作用的南瓜搭配食用，可健肤润肤、防止皮肤粗糙。

菜品举例 红豆南瓜饼。

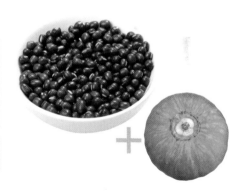

☑ 黄豆 + 花生

强身美体

黄豆可以提高人体免疫力；花生所含的维生素 E 和锌能抗老化，滋润皮肤。二者搭配食用，有很好的强身美体效果。

菜品举例 黄豆花生炖猪蹄。

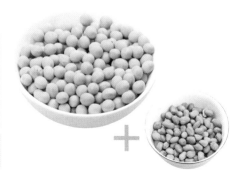

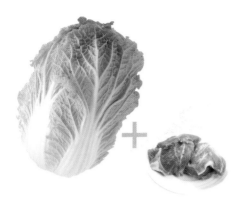

☑ 白菜 + 猪瘦肉

预防黑斑和雀斑

白菜中富含维生素 C，猪瘦肉中蛋白质含量丰富。二者搭配，有助于胶原蛋白的合成，可预防黑斑和雀斑的形成，美白肌肤。

菜品举例 瘦肉炒白菜。

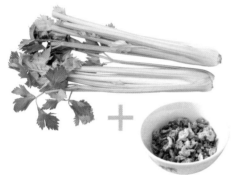

☑ 芹菜 + 海米

减肥

海米富含蛋白质和矿物质，尤其含钙量特别高；芹菜则富含膳食纤维。二者搭配食用，营养丰富，减肥效果颇佳。

菜品举例 凉拌芹菜海米、海米炝芹菜。

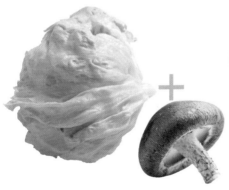

☑ 生菜 + 香菇

利尿减肥

生菜有助于消除多余脂肪，有减肥功效；香菇含有膳食纤维，可促进肠胃蠕动，保证大便通畅，防治便秘。二者搭配，可利尿减肥。

菜品举例 清炒香菇生菜。

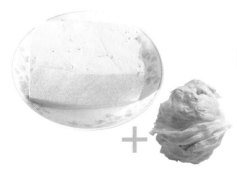

☑ 生菜 + 豆腐

美白抗衰

生菜有美白肌肤的作用，豆腐可延缓衰老，二者搭配可美白抗衰。

菜品举例 生菜豆腐汤、豆腐生菜沙拉。

☑ 菠菜 + 大蒜

有助消化、滋养皮肤

菠菜含有大量的膳食纤维，有利于消化、通便，对痔疮、便秘有辅助调养作用，搭配富含大蒜素的大蒜食用，可助消化、滋养肌肤。

菜品举例 蒜泥菠菜。

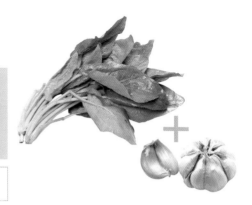

☑ 油菜 + 鸡肉

强化肝脏功能、美白皮肤

油菜可增强机体免疫力；鸡肉可起到增强体力、强壮身体的作用。二者搭配，可强化肝脏功能、美白肌肤。

菜品举例 油菜鸡肉片、鸡肉香菇油菜馄饨。

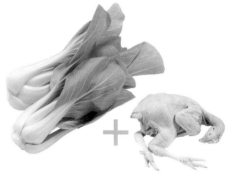

☑ 韭菜 + 豆芽

解毒、排毒、通便

韭菜和豆芽都富含膳食纤维，能促进肠胃蠕动，有助于治疗便秘，且豆芽的热量低，而水分和纤维素含量很高，因此具有减肥的功效。

菜品举例 韭菜炒豆芽。

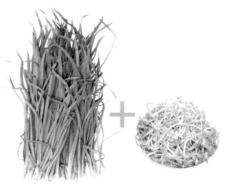

☑ 番茄 + 鸡蛋

美容养颜

番茄中的番茄红素和鸡蛋中的卵磷脂共同作用效果最好，美容养颜效果颇佳。

菜品举例 番茄炒鸡蛋、番茄鸡蛋汤。

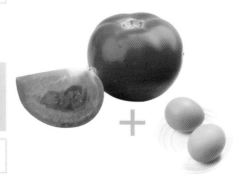

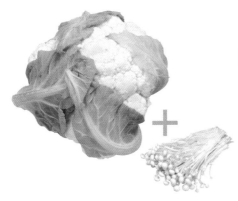

☑ 菜花 + 金针菇

提高免疫力、减肥

菜花富含维生素C，可提高人体抗病毒能力，并且所含热量较低，不会使人发胖，搭配具有提高机体免疫力功效的金针菇食用，可起到强身、美体的功效。

菜品举例 金针菇炒菜花。

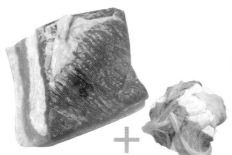

☑ 菜花 + 猪肉

提高免疫力

菜花可滋阴润燥、增强抗病能力，与含蛋白质的猪肉搭配，可提高免疫力。

菜品举例 肉片烧菜花。

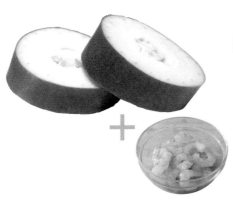

☑ 冬瓜 + 虾仁

保持形体健美

冬瓜有抗衰老的作用，搭配营养丰富、肉质松软的虾仁，有减肥瘦身的功效。经常食用可保持皮肤洁白如玉、润泽光滑，并可保持形体健美。

菜品举例 冬瓜炒虾仁、冬瓜虾仁汤。

✿ 营养知识小课堂

　　维生素C是一种强抗氧化剂，可以预防心脑血管疾病，延缓人体衰老。维生素C还可以促进人体对铁、钙的吸收，改善缺铁性贫血。另外，维生素C还有防治感冒的功效。感冒时补充维生素C，可以起到辅助治疗的作用。维生素C是人体需求量最大的一种维生素，成人每天需要60毫克。

☑ 土豆 + 鸡蛋

光泽皮肤，消除疲劳

土豆所含的膳食纤维具有通便的作用，可辅助治疗习惯性便秘，搭配营养丰富的鸡蛋同食，可使皮肤有光泽，消除疲劳。

菜品举例 土豆片炒鸡蛋、土豆鸡蛋饼。

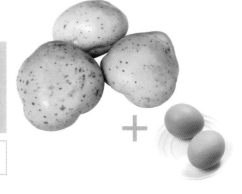

☑ 黄瓜 + 苹果

促进胃肠蠕动

黄瓜可抑制糖类物质转化为脂肪，具有减肥的功效；苹果可刺激消化道蠕动，协助人体排出废物。二者搭配可促进肠胃蠕动，排毒轻身。

菜品举例 黄瓜苹果汁。

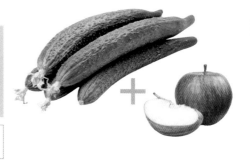

☑ 黄瓜 + 鸡蛋

减肥

黄瓜和鸡蛋具有减肥的功效，能加速脂肪的消耗和排毒，二者搭配食用，减肥效果颇佳。

菜品举例 黄瓜炒鸡蛋、黄瓜鸡蛋汤。

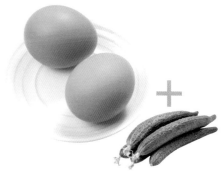

☑ 红薯 + 南瓜

排毒去脂

红薯富含膳食纤维，能刺激肠胃蠕动；南瓜所含的果胶也能起到解毒的作用。二者搭配食用，具有很好的排毒去脂效果。

菜品举例 红薯烧南瓜、红薯南瓜粥。

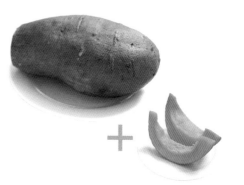

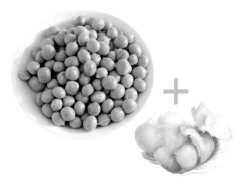

☑ 豌豆 + 蘑菇

润泽肌肤

豌豆含有丰富的胡萝卜素，在体内转化为维生素 A 后有润泽肌肤、消除眼周皱纹的作用，搭配蘑菇食用，效果更佳。

菜品举例 豌豆炒蘑菇、蘑菇豌豆鸡汤。

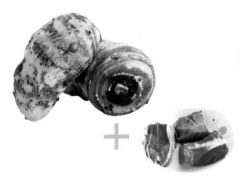

☑ 芋头 + 牛肉

补血益气

芋头含有一种叫黏蛋白的蛋白质，能提高机体的抵抗力；牛肉则有预防缺铁性贫血的功效。二者搭配，可起到补血益气的作用。

菜品举例 芋头烧牛肉、芋头牛肉汤。

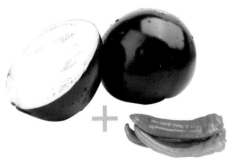

☑ 茄子 + 辣椒

减肥、保护心血管

茄子具有保护心血管的功效；辣椒能有效燃烧体内的脂肪，加快新陈代谢。二者搭配，可减肥、保护心血管。

菜品举例 茄子炒辣椒。

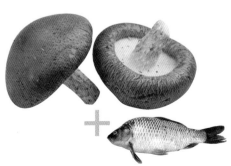

☑ 香菇 + 鲤鱼

通便安胎

香菇可促进肠胃蠕动，保证大便通畅；鲤鱼能安胎通乳。二者搭配适合有便秘的孕妇食用。

菜品举例 香菇烧鲤鱼。

银耳 + 莲子

美容养颜

银耳有滋阴功效，长期食用能起到润肤、祛除脸部黄褐斑和雀斑的作用，与具有畅通气血功效的莲子一起食用，可美容养颜。

菜品举例 银耳莲子汤。

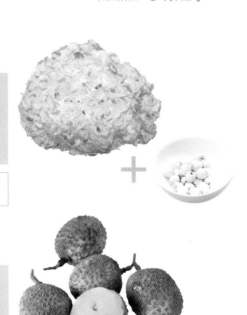

荔枝 + 红枣

美容养颜

荔枝能促进血液循环，有助于预防雀斑的生成，令肌肤光滑；红枣可养血安神。二者搭配食用，具有很好的美容养颜效果。

菜品举例 红枣荔枝茶。

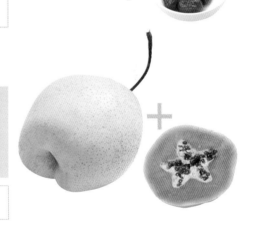

梨 + 木瓜

滋阴美白

梨富含维生素 C，有护肤的作用；木瓜营养丰富，可以有效补充人体的养分，提高机体免疫力。二者搭配食用，可滋阴美白。

菜品举例 雪梨木瓜汤。

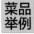 山楂 + 排骨

有利于消化吸收

山楂可促消化，排骨油脂较多、不易消化，二者搭配更利于消化吸收。

菜品举例 山楂煨排骨。

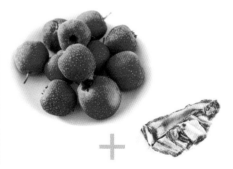

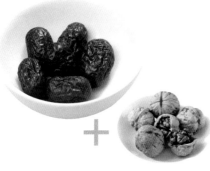

☑ 红枣 + 核桃

滋润皮肤

红枣有养血安神的功效；核桃可令皮肤滋润光滑、富有弹性。二者搭配，可美容养颜。

菜品举例 红枣核桃露、红枣核桃蛋糕。

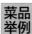

☑ 香蕉 + 蜂蜜

美容养颜

香蕉可健胃、润肠、通便，并能舒缓心情；蜂蜜具有滋阴润燥、补虚润肺、解毒的作用。二者搭配食用，可美容养颜。

菜品举例 香蕉蜂蜜奶。

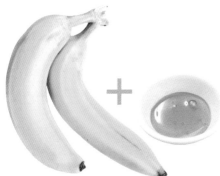

☑ 燕麦 + 苹果

改善便秘、减肥瘦身

苹果和燕麦都富含膳食纤维，可刺激消化系统蠕动，协助人体排出废物，还能促进脂质代谢，可改善便秘、减肥瘦身。

菜品举例 苹果麦片粥。

☑ 桃子 + 牛奶

滋养皮肤

桃子有预防贫血、使面色红润的功效，与营养价值高的牛奶搭配食用，有很好的滋养肌肤的效果。

菜品举例 桃子牛奶汁。

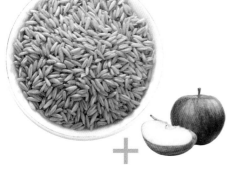

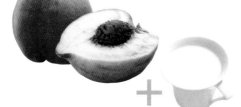

PART **2**

禁忌搭配
吃错伤身

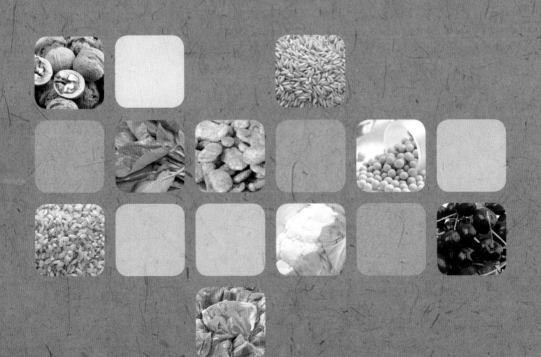

告别典型的错误搭配

在人们的日常饮食中，有一些食材与食材的搭配已约定俗成，人们很少去怀疑它们搭配得是否合理。其实，从营养的角度反观这些由来已久的搭配，有很多是不正确的，这就需要我们在日后的饮食中加以注意和更正。

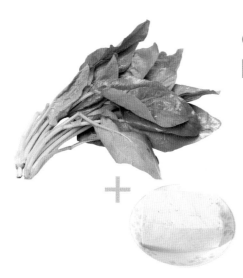

⊗ 菠菜 + 豆腐

影响钙的吸收

豆腐中的钙与菠菜中的草酸容易结合生成不能被人体吸收的草酸钙，影响钙的吸收。

小提示

菠菜含有草酸的同时，也含有能够促进钙质吸收利用的钾、镁、维生素 K 等，因此在烹饪菠菜时，可先入沸水中焯烫一下，这样能够去除 80% 的草酸，之后再与豆腐共同烹饪，就可以更好地发挥食材的功效了。

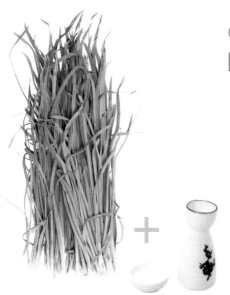

⊗ 韭菜 + 白酒

提高血液疾病的发生率

韭菜性甘、味辛，可壮阳活血；白酒辛热，有刺激性，能扩张血管，使血流加快。二者同食，如火上浇油，会提高血液疾病的发生率，有出血性疾病的患者更应注意。

小提示

炒韭菜时宜用大火快炒，否则加热过久后会变软、失去鲜绿的颜色。此外，注意食用韭菜时不要饮白酒。

⊗ 黄瓜 + 番茄

降低营养价值

黄瓜中的维生素分解酶会破坏番茄中的维生素，从而降低营养价值。

小提示

二者比例也影响营养素的破坏程度，且一般食用时，二者量是不等的，所以不用考虑同食时对营养素的破坏。

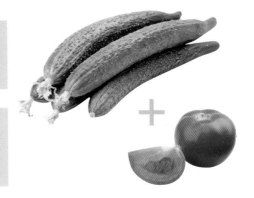

⊗ 黄瓜 + 花生

容易导致腹泻

黄瓜性凉、味甘，不但香脆可口，而且营养丰富，而花生多油脂，二者同食，会增加其滑利之性，容易导致腹泻。

小提示

无论是油炸的还是煮的花生米，只要花生米和黄瓜两者比例大于 5：1，就很少出现不良症状。

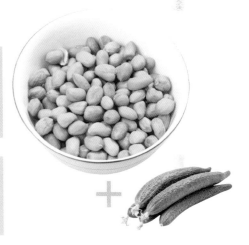

⊗ 白萝卜 + 橘子

易诱发甲状腺肿

白萝卜和橘子一起食用，容易诱发或导致甲状腺肿。

小提示

虽然同时食用白萝卜和橘子会对甲状腺素的合成有影响，但如果吃饭时吃了熟萝卜，饭后又吃了橘子，这样就不会造成影响。

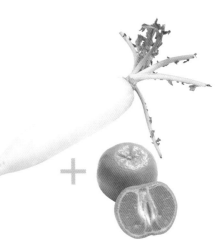

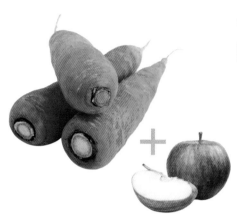

⊗ 胡萝卜 + 苹果

易诱发甲状腺肿

胡萝卜与富含植物色素的苹果同食，经胃、肠道的消化分解，易产生抑制甲状腺作用的物质，诱发甲状腺肿。

小提示

虽然二者同食有不利影响，但只要不是每天都按照 1 : 1 比例榨汁食用，一般不会诱发甲状腺肿。

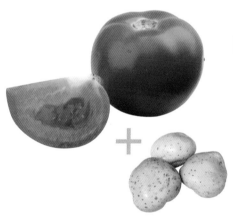

⊗ 番茄 + 土豆

易导致食欲不佳、消化不良

土豆在人体肠胃中容易产生大量的盐酸；而番茄在较强的酸性环境下则会产生不溶于水的沉淀。二者同食，易导致食欲不佳、消化不良。

小提示

两者一起烹调不但影响到颜色和口感的变化，同食也影响营养素的吸收和利用。

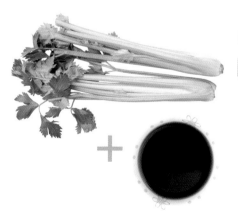

⊗ 芹菜 + 醋

不利于营养素的吸收

两者一起烹调不但会影响菜品的颜色和口感，也会影响营养素的吸收和利用。

小提示

芹菜要带着叶一起吃，因为芹菜叶所含的维生素 C 比芹菜茎还多。

⊗ 洋葱 + 蜂蜜

容易引起腹胀

洋葱有刺激性，与蜂蜜同食容易刺激肠胃，易导致腹胀、腹泻。

小提示

　　如果用洋葱原汁加少量蜂蜜调味不会有太大影响，如果是用蜂蜜来腌制洋葱的话，就会出现腹胀、腹泻，对食物也有一定的影响。

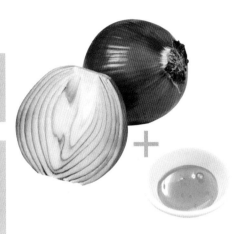

⊗ 鸡蛋 + 豆浆

降低营养价值

鸡蛋中的黏液蛋白与豆浆中的胰蛋白酶结合，会形成一种难以被人体吸收的物质，从而降低了鸡蛋和豆浆的营养。

小提示

　　二者不能搭配主要是指生鸡蛋和豆浆，二者都是熟的就没有问题了。

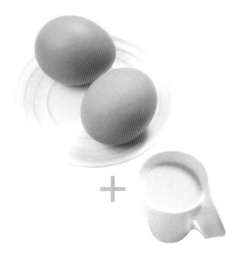

⊗ 鸡蛋 + 味精

谷氨酸摄入过量

鸡蛋中含有多种氨基酸，其中包括谷氨酸，而味精的主要成分是谷氨酸，二者同食容易导致摄入过量谷氨酸，对人体有害。

小提示

　　在做含有鸡蛋的菜肴时，注意不要放味精。

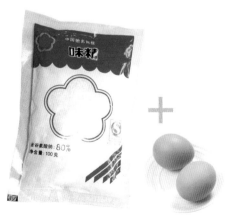

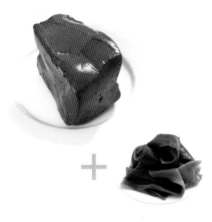

⊗ 猪血 + 海带

容易引起便秘

猪血和海带同食，容易引起便秘，不利于人体对营养素的消化吸收。

小提示

如果同食海带与猪血，那么猪血的量应少于海带的量，这样不良症状会相对好一点。

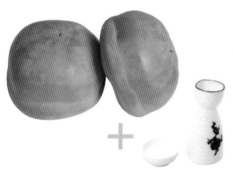

⊗ 柿子 + 白酒

易导致便秘

当柿子遇到白酒，容易在体内形成黏稠状物质，使肠道梗阻，易导致便秘。

小提示

喝过白酒后两小时内不要吃柿子及其制品。

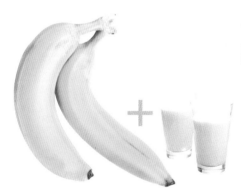

⊗ 香蕉 + 牛奶

易引发肠道消化不良

香蕉中含有果酸，牛奶中富含蛋白质和钙质，二者相遇，容易引发肠道消化不良。

小提示

二者虽然会引起消化不良，但若是胃酸较低或大便干燥者却可以同时食用。

✿✿ 营养知识小课堂

钙是人体内含量最高的矿物质，成人体内共含1200克左右，其中99%形成骨骼。钙是保持心脏、神经、皮肤、骨骼和牙齿健康的营养素。成年人每天需要摄取钙800~1000毫克。牛奶虽然钙含量不是最高的，但其所含的钙最易被人体吸收，所以牛奶是补钙的最佳选择。

⊗ 香蕉 + 菠萝

使血钾浓度升高

香蕉和菠萝都含有丰富的钾元素，同时大量食用会使血钾浓度升高，对患有急性或慢性肾炎、肾功能不全的人会有不利影响。

小提示▶

菠萝和香蕉都是含钾丰富的水果，钾代谢异常者不宜食用，但低钾血症者是很好的补钾食物，所以选对适应证是完全可以食用的。

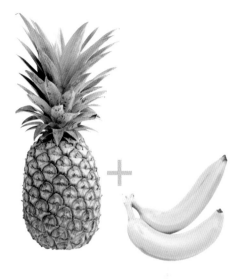

⊗ 红枣 + 鱼肉

易导致消化不良

红枣和鱼肉同食，容易导致消化不良，甚至会使人腰腹疼痛。

小提示▶

一般炖鱼不放枣，但是在火锅汤料中枣和鱼就会同时出现，枣的量很少，所以不会出现不适。

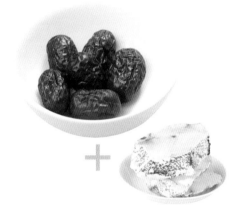

⊗ 橙子 + 牛奶

影响牛奶的消化

牛奶中的蛋白质一旦与橙子中的果酸相遇，就会发生凝固，影响蛋白质的消化与吸收。

小提示▶

打制橙汁时不宜加入牛奶，饮完牛奶后也不宜立即饮用橙汁。但在喝完牛奶一小时后再食用橙子就没有问题了。

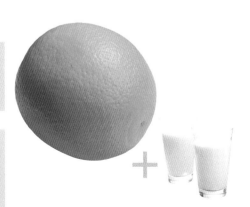

降低营养价值的搭配

有些食材的搭配，不仅不会增加营养价值，反而会使营养价值降低，比如"小葱拌豆腐"是很多餐桌上的常菜，实际上这样搭配会阻碍人体对钙的吸收。类似这样的搭配，下面我们看看还有哪些。

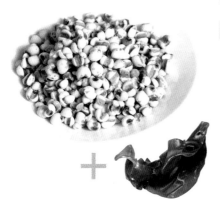

⊗ 薏米 + 海带

影响维生素 E 的吸收

薏米含维生素 E，海带中的铁会影响薏米中维生素 E 的吸收。

小提示

　　海带薏米和动物肉一起炖的时候维生素 E 的吸收可以忽略不计，但是单独的薏米海带煮粥时，建议不要同食，会影响薏米中维生素 E 和其他营养素的吸收。

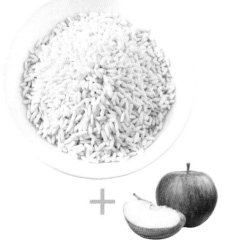

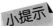

⊗ 糯米 + 苹果

引起肠胃不适

糯米中含有磷等矿物质，与苹果中的果酸相遇，会引起肠胃不适，导致恶心、腹痛、呕吐等。

小提示

　　吃法不同感受就不同，糯米和苹果在煮粥的时候具有健脾养胃的功效，但是如果做成糍粑、米糕、粽子时它的消化吸收会受到影响，增加胃的负担，如再继续食用苹果等会引起胃胀，甚至会出现绞痛等症状。糯米和苹果的比例，一般情况下糯米多苹果少不会引起不适。

⊗ 燕麦 + 菠菜

影响人体对钙的吸收

燕麦含有钙质，而菠菜富含草酸，当两者相遇，容易形成不易被人体吸收的草酸钙，进而影响人体对钙的吸收。

小提示

燕麦和菠菜分别加工，影响不大，但是如果用燕麦磨面和菠菜一起蒸着吃就会影响燕麦中钙的吸收。

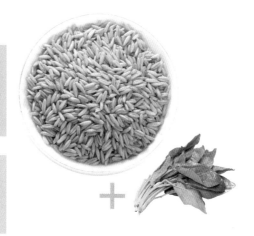

⊗ 黄豆 + 蕨菜

影响维生素 B_1 的吸收

黄豆含有丰富的维生素 B_1，蕨菜中的维生素 B_1 分解酶会使其分解，从而影响维生素 B_1 的吸收，降低营养价值。

小提示

把黄豆和蕨菜一起烹饪时，应该先把蕨菜焯透，再把黄豆煮熟，这样一起食用就不会影响维生素 B_1 的吸收了。

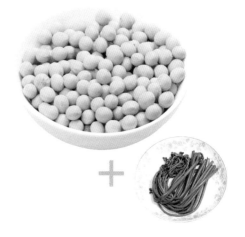

⊗ 蚕豆 + 牡蛎

减少锌的吸收量

蚕豆含有丰富的膳食纤维，牡蛎富含锌，二者相遇会使锌的吸收量大大减少。

小提示

蚕豆在加工的过程中最好不选用鲜的蚕豆，如果选用一定要煮熟后再和牡蛎烹饪。如果选用干蚕豆，一般需先浸泡去皮再和牡蛎加工，影响会大大减小。

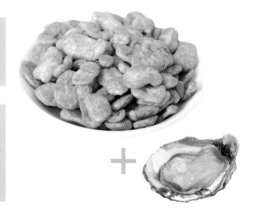

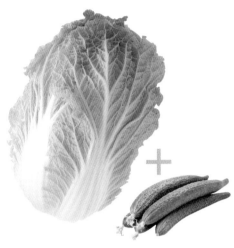

⊗ 白菜 + 黄瓜

破坏白菜中的维生素 C

白菜与含有维生素 C 分解酶的黄瓜同食，会使白菜中的维生素 C 遭到破坏，降低营养。

小提示

　　实际生活中白菜和黄瓜搭配在一起时，多半是生拌，而生拌时二者所用量的比例差距很大，白菜多而黄瓜少，所以相对来说维生素 C 的破坏可以忽略不计。

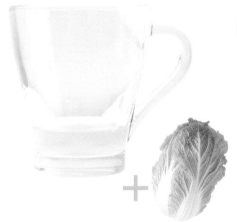

⊗ 白菜 + 蛋清

降低维生素 C 的吸收

白菜含有维生素 C，蛋清中的锌会加快维生素 C 的氧化，从而降低维生素 C 的吸收。

小提示

　　白菜和鸡蛋一般都是熟吃，而熟吃时，白菜的维生素 C 已经遭到了破坏，但煮白菜汤时不要加蛋清，否则会影响白菜的清热解毒功效，同时增加胃的负担。

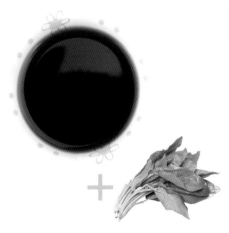

⊗ 菠菜 + 醋

阻碍人体对钙的吸收

菠菜中含有草酸，而醋含有多种有机酸，二者同食会使人体对钙的吸收受到影响，甚至还会损伤牙齿。

小提示

　　菠菜加醋影响了菠菜中叶绿素的吸收，如果是拌菜，醋放得很少的话，对叶绿素的影响不是很大，相反如果醋放得很多，就会对叶绿素的吸收造成影响。

⊗ 韭菜 + 醋

破坏韭菜中的类胡萝卜素

醋中的酸性物质会使韭菜中的类胡萝卜素遭到破坏，致使营养流失。

小提示

　　韭菜和醋很少一起烹制，一起烹制会影响韭菜中维生素 C、叶绿素等植物活性成分的吸收，若拌韭菜吃的时候少放些醋，则影响可以忽略不计，但在某些特定时候就必须要放醋，如误食金属性物质时，韭菜加醋就起到了很好的带动作用，帮助异物排出。

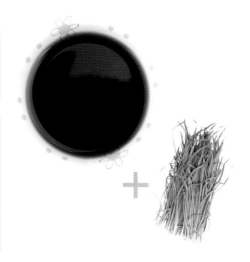

⊗ 香菜 + 甜椒

降低维生素 C 的吸收

香菜中含有维生素 C，甜椒中含有维生素 C 分解酶。二者搭配食用，会使香菜中的维生素 C 遭到破坏，造成胃里反酸。

小提示

　　香菜和甜椒含维生素 C 都比较高，相对含糖量也比较高，且香菜属于热性食物，二者同食会对胃酸过多的人造成不适反应，相反，如果胃酸分泌过少的话，二者同食就比较适宜。

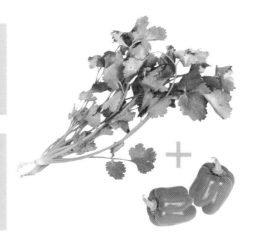

❖ 营养知识小课堂

　　香菜虽然很多时候都以配菜的身份出现在餐桌上，但并不能因此而否定香菜的价值，除了营养素丰富这点外，香菜还有一些你应该知道却不知道的作用，如祛咳止痰。当咳嗽发作时，可以取香菜、生姜各 10 克，然后将香菜洗净切细碎，生姜洗净切成片；再将生姜放入锅中，加入清水 1 碗，在火上煮沸 2 分钟，再加入香菜煮片刻即可，可加少许盐调味。每日早晚喝 1 小碗，可以缓解咳嗽。

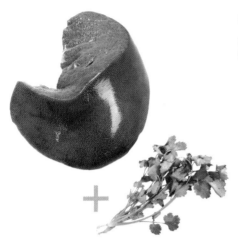

⊗ 香菜 + 动物肝脏

使香菜中的维生素 C 氧化

动物肝脏中含有铜、铁离子，与香菜一起食用，会使香菜中的维生素 C 氧化，从而降低营养价值。

小提示

一般情况下，动物肝脏和香菜同食的情况就是熘肝之类的菜，大多香菜作为辅料添加，量很少，所以对营养素的影响可以忽略不计。

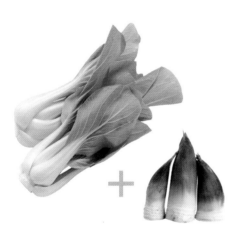

⊗ 油菜 + 竹笋

破坏油菜中的维生素 C

竹笋中的生物活性物质会破坏油菜中的维生素 C，降低营养价值。

小提示

竹笋和油菜搭配起来口感色彩都比较好，是素菜中营养含量比较高的搭配，但是加在一起的时候，恰好比例相等的话，对维生素 C 的吸收有一些影响，但如果把油菜叶子去掉一部分的话，再一起搭配就基本不会出现维生素 C 受损的状况，口感和味道也会更佳。

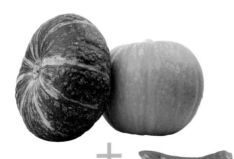

⊗ 南瓜 + 辣椒

导致胃部不适

二者同食会引起胃部不适，尤其是朝天椒等，更不宜搭配食用，会加重胃部不适。

小提示

烹饪南瓜时不宜放辣椒。

⊗ 胡萝卜 + 醋

破坏胡萝卜中的胡萝卜素

醋中的酸性物质会使胡萝卜中的胡萝卜素遭到破坏，从而降低营养价值。

小提示

过量食用胡萝卜，尤其是肝病的患者，大量食用胡萝卜后，肝脏代谢不出去，易得黄疸，所以不宜多食，建议每天 100 克为宜。

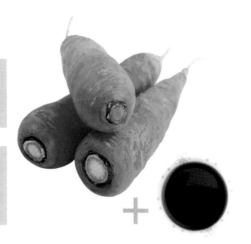

⊗ 胡萝卜 + 白萝卜

破坏白萝卜中的维生素 C

胡萝卜含有抗坏血酸抑制酶，会使白萝卜中的维生素 C 遭到破坏。二者同食，营养价值会大大降低。

小提示

虽然理论上二者不宜搭配，但实际上二者可以一起食用，可刺激食欲，尤其与其他含维生素 C 的食物一起，则可以将丢失的维生素 C 补回来。

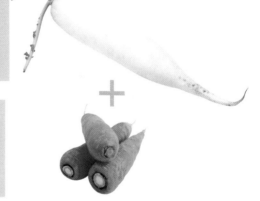

⊗ 黄瓜 + 青椒

破坏青椒中的维生素 C

黄瓜中含有维生素 C 分解酶，它会破坏青椒中的维生素 C，导致营养流失。

小提示

烹饪黄瓜时不宜放青椒。

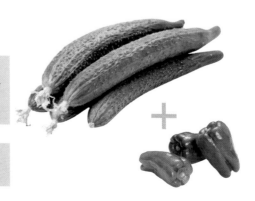

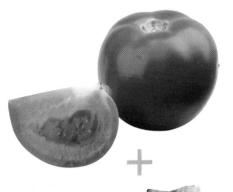

⊗ 番茄 + 鱼肉

影响人体对铜的吸收

番茄含有维生素 C，鱼肉含有铜元素，二者同食会抑制铜的释放量，从而影响人体对铜的吸收。

小提示

番茄和鱼在一起烹制时，大多都是鱼作为主料，而番茄作为辅料起调味调色作用，所以相对来讲对铜的影响是微乎其微的，如果感冒的时候吃上这样一道菜是有利于感冒恢复的，不仅保证了维生素 C 的摄入，也增加了铜的摄入。

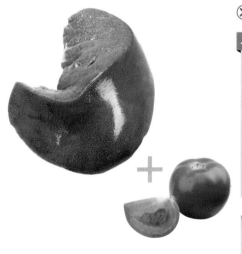

⊗ 番茄 + 猪肝

导致胃胀等不适

猪肝中含有铁、铜、锌离子等比较丰富，从理论上讲维生素 C 可促使铁、铜、锌离子等矿物质吸收，但是在猪肝和番茄一起烹调时，猪肝中的铁、铜、锌离子不容易被释放出来，而且口感坚硬，食后感觉胃胀，偶感胃疼，所以一般不放在一起食用。

小提示

二者分开烹制食用，就不会有上述症状。

🍃 营养知识小课堂

上文提到番茄与鱼肉搭配会影响人体对铜的吸收，那么铜对人体有何作用呢？铜可以维持正常造血功能，保护细胞免受自由基的损害，并参与促进黑色素的形成。人体一旦缺铜，就可能出现贫血、骨质疏松、白癜风等。

⊗ 空心菜 + 牛奶

影响钙的消化和吸收

牛奶富含钙，空心菜中所含的化学成分会影响钙的消化和吸收。

小提示

空心菜不宜久放，可选择带根的空心菜放入冰箱冷藏，这样能够保存更长的时间。空心菜和牛奶分别烹制不会影响，但不能在空心菜做汤菜时加牛奶，这样会影响钙的吸收，如非要一起烹制，空心菜必须水焯，这样就会降低对钙吸收的影响。

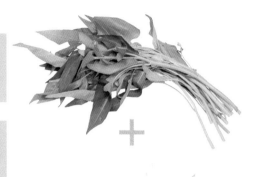

⊗ 四季豆 + 醋

破坏四季豆中的类胡萝卜素

醋中含有的酸性物质会破坏四季豆中的类胡萝卜素，使营养流失。同时会使四季豆的颜色改变，并使其不易消化。

小提示

喜欢酸味的人，可以先将四季豆煮熟煮烂，再用醋调味。

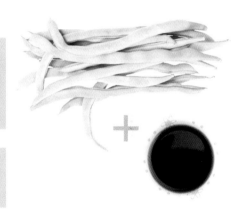

⊗ 西蓝花 + 猪肝

降低人体对矿物质的吸收

西蓝花含有丰富的膳食纤维；猪肝含有铜、铁等矿物质。二者同食，会降低人体对猪肝中矿物质的吸收。

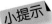 **小提示**

二者搭配在一起时，大多是西蓝花作为猪肝的配菜、摆盘，且是用水焯过的，可少量食用。

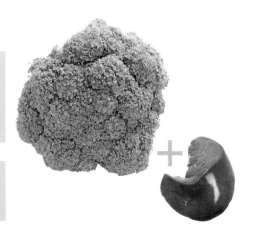

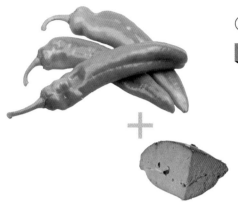

⊗ 辣椒 + 牛肝

影响营养释放

二者一起烹制，会抑制牛肝中矿物质离子的释放，使口感变硬。

小提示

分开烹调即可。

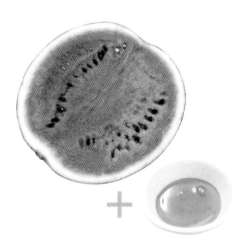

⊗ 西瓜 + 蜂蜜

加重脾胃虚寒症状

西瓜寒凉，蜂蜜润肠，蜂蜜调入西瓜汁中一起饮用，会对脾胃虚寒的人产生伤害。

小提示

若执意饮用，可将西瓜汁用水稀释，可减弱伤害。

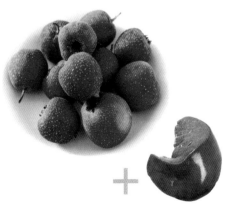

⊗ 山楂 + 猪肝

破坏山楂中的维生素 C

猪肝中含有铜、铁、锌等矿物质，它们会破坏山楂中的维生素 C，降低营养价值。

小提示

虽然平常很少将二者搭配在一起，但在食用猪肝后的两小时内，最好不要食用山楂。

⊗ 山楂 + 南瓜

破坏山楂中的维生素 C

南瓜中的维生素 C 分解酶会破坏山楂中的维生素 C，从而降低营养价值。

小提示

通常情况下，二者很难碰到一起，但在打蔬菜汁或豆浆时不要将二者混搭，且食用时间应间隔开。

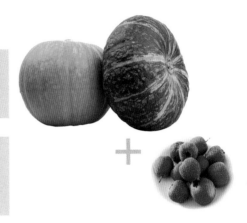

⊗ 红枣 + 猪肝

影响消化吸收

红枣易反酸、味道发甜，与猪肝一起食用，口感腻且味道不好，并会影响胃肠道的消化吸收。

小提示

二者不在一起烹调、食用即可，分开食用完全可以，且对补血有益处。

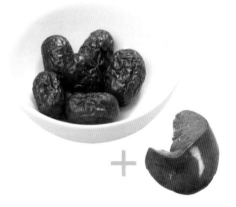

❦ 营养知识小课堂

铁是人体必需的微量元素中含量最高的一种。人体内总共含铁 4~5 克。铁是血红蛋白的组成成分，并参与氧气和二氧化碳的运载和交换；它还是酶的构成物质，也是产生能量必需的元素。如果铁摄入不足或损失过多，就会引起铁缺乏甚至缺铁性贫血。成年男性每天需要摄取 15 毫克，孕妇则需要 20 毫克。

人体内的铁主要从饮食中摄入，其中，动物性食物含铁量较高，如动物肝脏、红肉、动物血和禽类。此外，水产品也是很好的来源。

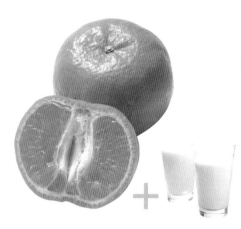

⊗ 橘子 + 牛奶

影响对牛奶中蛋白质的吸收

橘子与牛奶同食，会影响对牛奶中蛋白质的吸收。

小提示

二者间隔 2 小时食用便没有问题了。

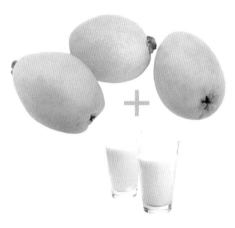

⊗ 枇杷 + 牛奶

降低牛奶的营养价值

枇杷中的苹果酸和牛奶中的蛋白质结合会生成有机酸，若有机酸达到一定的量，就会使牛奶变性沉淀。

小提示

在食用枇杷或牛奶 2 小时后，再食用另一个就不会使牛奶沉淀了。

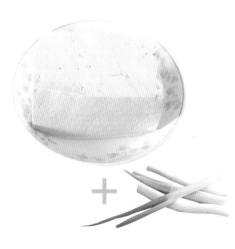

⊗ 豆腐 + 葱

阻碍人体对钙的吸收

豆腐中含有钙，葱中含有一定的草酸，二者同食会产生草酸钙，阻碍人体对钙的吸收。

小提示

只要将葱、豆腐的用量比例增大，尽可能多放豆腐，那么草酸对钙的影响就可以忽略了。

性味、功能相反的搭配

性味、功能相反的搭配，不仅会损害身体，甚至还会产生有害物质，所以，在用餐时一定要注意远离这样的搭配，以免对身体造成不良影响。下面就看一下这样的典型例子。

⊗ 绿豆 + 羊肉

易导致腹痛

绿豆性凉、味甘，有清热解毒、消暑的作用；羊肉性温、味甘，有祛寒补暖、壮阳益肾的功效。二者性味、功能相反，同食会引起肠胃不良反应，容易导致腹痛。

小提示

煮绿豆忌用铁锅，因为绿豆皮所含的单宁遇铁后会发生化学反应，生成黑色的单宁铁，使绿豆的汤汁变为黑色，影响味道和营养的吸收。

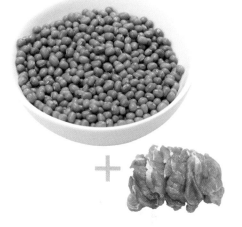

⊗ 竹笋 + 红糖

易形成有害物质

竹笋甘寒，红糖甘温，二者不宜同食，否则食物药性发生抵触，容易形成有害物质赖氨酸糖基。

小提示

鲜笋存放时不要剥壳，否则会失去清香味，近笋尖部的地方宜顺切，下部宜横切，这样烹制时不但易熟烂，而且更易入味。

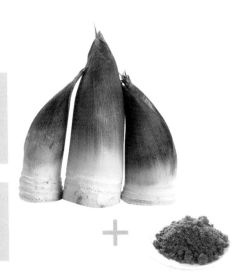

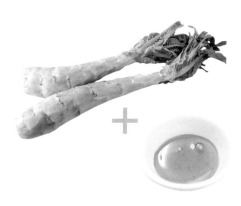

⊗ 莴笋 + 蜂蜜

易导致腹泻

莴笋是寒性食品；蜂蜜性平、味甘，且有润肠通便的作用。二者同食，不利肠胃，容易导致腹泻。

小提示

莴笋叶的胡萝卜素含量远远高于莴笋茎，因此最好不要把新鲜的莴笋叶丢弃不用。

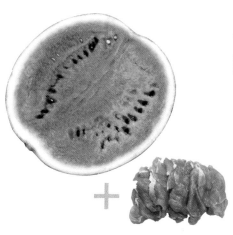

⊗ 西瓜 + 羊肉

降低温补效果

西瓜性寒，羊肉性温，二者不宜同食，否则会降低羊肉的温补功效。

小提示

羊肉温热而助阳，一次不要吃得太多，否则易引起上火，最好同时吃些白菜、冬瓜、油菜等，这样既能发挥羊肉的补益功效，又能消除羊肉的燥热之性。

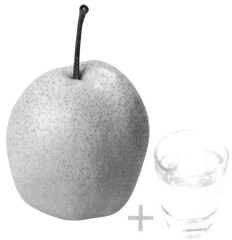

⊗ 梨 + 开水

易导致腹泻

梨寒凉，用热水烧烫，并不会减轻其寒性，反而会加重腹泻的发生。

小提示

用梨止咳化痰时不宜选择味道太甜的梨。

⊗ 梨 + 羊肉

易致消化不良

梨有清热解毒、清心去火的作用，与温热的羊肉一起食用，容易导致消化不良。

小提示

虽然理论上二者不可同食，但一般同食时用量比例不等，如熟羊肉丝拌梨丝，如此便不会导致消化不良。

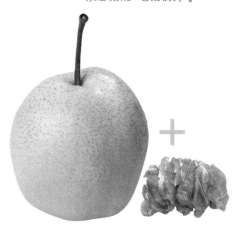

⊗ 李子 + 鸡肉

损脾胃

李子性寒，鸡肉有温补功效，二者同食，有损脾胃。

小提示

不宜过量食用李子，因其含有大量果酸，容易引起胃痛。

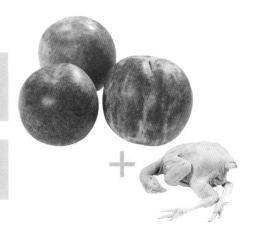

⊗ 李子 + 青鱼

功能相反

李子酸温多汁，助湿生热；青鱼性味甘平，有益气化湿、养胃健脾的功效。一助湿，一化湿，功能相反，不宜同食。

小提示

最好不要吃未熟透的李子，其味酸涩，且含有有毒物质。

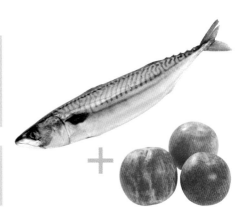

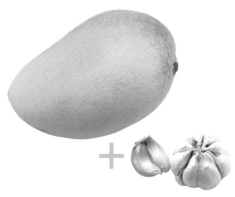

⊗ 芒果 + 大蒜

易引起肠胃不适

芒果性凉，大蒜温热辛辣，二者同食易引起肠胃不适，不可同食或先后食用。

小提示

芒果一次不要吃得过多，否则不但易使皮肤的颜色发黄，而且会影响肾脏的健康。

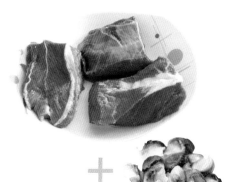

⊗ 牛肉 + 田螺

易引起腹胀、腹痛

牛肉温热、田螺性寒，若二者同食，则不易消化，甚至引起腹胀、腹痛。

小提示

牛肉的胆固醇含量较高，不宜常吃，每周吃 1 次为宜。

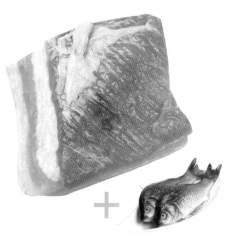

⊗ 猪肉 + 鲫鱼

降低利湿功效

猪肉不利于痰湿偏盛者除湿，而鲫鱼具有健脾利湿的效果，二者搭配会降低鲫鱼的利湿功效，故不宜同食。

小提示

猪肉烹调前不要用热水清洗。猪肉的蛋白质中含有一种肌溶蛋白，在 15°C 以上的水中易溶解，若用热水清洗就会丢失很多营养，同时口味也会变差。

极易引起身体不适的搭配

错误的食物搭配会对身体造成不良的影响，有的会使人呕吐、腹泻，有的容易使人上火，有的甚至还会引起中毒。日常饮食中，一定要注意，以下这些食物不要搭配在一起食用。

⊗ 大米 + 蜂蜜

易导致胃痛

大米和蜂蜜同食，容易导致胃痛。

小提示

淘洗大米的次数不宜多，不宜用手搓米，以免大米所富含的 B 族维生素流失。

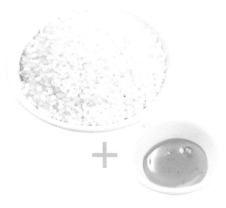

⊗ 小米 + 杏仁

易使人呕吐、腹泻

小米和杏仁一起食用容易使人呕吐、腹泻。

小提示

杏仁有许多药用和食用价值，但不可大量食用，一次以 30 克左右为宜。

⊗ 玉米 + 田螺

导致中毒

玉米和田螺一起食用，会导致中毒，二者不宜同食。

小提示

发霉后的玉米会产生致癌物，绝对不能食用。

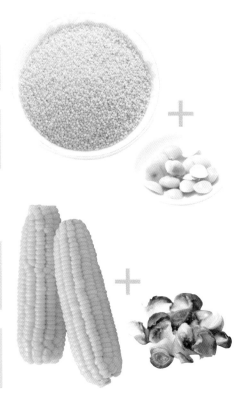

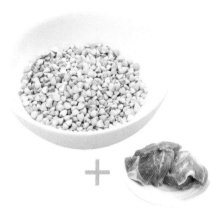

⊗ 荞麦 + 猪肉

易使人脱发

荞麦和猪肉一起食用，容易使人脱发。

小提示

荞麦一次不可食用过多，否则易造成消化不良。

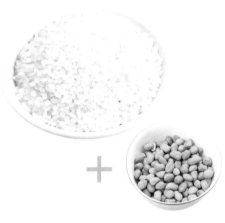

⊗ 粳米 + 花生

易诱发胃肠疾病

粳米中的淀粉一遇强酸就很难消化，而花生中的蛋白质却需要酸性环境来消化，二者同食容易反酸。

小提示

花生不易消化，吃的时候最好细嚼慢咽，以免增加肠胃负担。

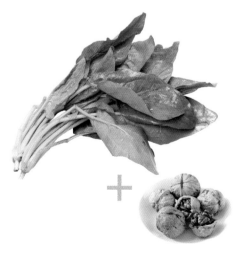

⊗ 菠菜 + 核桃

易引发结石

菠菜是草酸盐含量很高的食物，若和核桃一起大量食用，会使钙、铁的摄取受到影响，并容易引发结石。

小提示

核桃性温，含油脂多，吃多了会令人上火和恶心，上火或者腹泻的人不宜吃。

⊗ 芹菜 + 蜂蜜

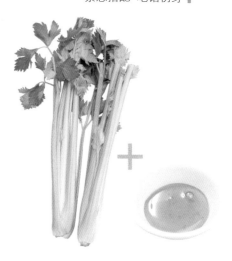

易致腹泻

芹菜和蜂蜜一起食用，容易导致腹泻。

小提示

芹菜焯水时，宜整棵焯后再切，以减少维生素的流失。

⊗ 韭菜 + 菠菜

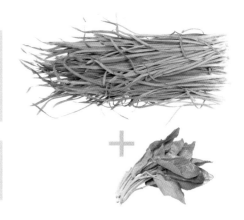

易导致腹泻

菠菜性味甘凉，可敛阴润燥；韭菜富含膳食纤维，具有导泻功能。二者搭配食用，增加了润肠效果，容易导致腹泻。

小提示

初春的韭菜味道最佳，因为初春时节韭菜的品质最好。

⊗ 韭菜 + 牛肉

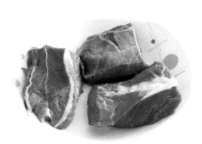

易导致牙龈肿痛

韭菜性味辛温，可温中助阳；牛肉性甘温，具有益气壮阳的效果。二者同食，如火上浇油，使人虚火上升，易导致牙龈肿痛。

小提示

韭菜现炒现切味道好，因为韭菜切开遇空气后辛辣味会加重。

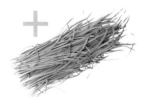

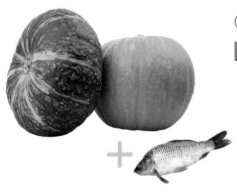

⊗ 南瓜 + 鲤鱼

易引起腹泻

鲤鱼有利小便、消腹水的作用，和南瓜一起食用，容易引起腹泻。

小提示

鲤鱼胆有毒，在食用前一定要去除，否则易引发中毒。

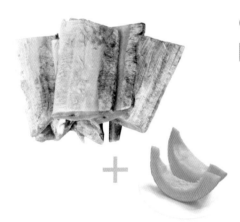

⊗ 南瓜 + 带鱼

消化不良

带鱼含蛋白质、B族维生素，但与南瓜同食会导致消化不良。

小提示

清洗带鱼时水温不可过高，也不要刮掉鱼体表面的银色物，以防银脂流失，损失营养。

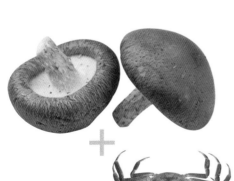

⊗ 香菇 + 螃蟹

易引起结石

香菇和螃蟹一起食用，容易引起结石，故食用时一定要多加注意。

小提示

香菇无论是鲜品还是干品都不能用热水浸泡或长时间浸泡，以免营养成分大量流失。泡发香菇的水不要丢弃，很多营养物质都溶在水中了。

⊗ 红薯 + 番茄

易致腹痛和腹泻

红薯和番茄一起食用，容易导致腹痛和腹泻。

小提示

不要食用表面出现黑褐色斑块的红薯，否则易引起中毒。

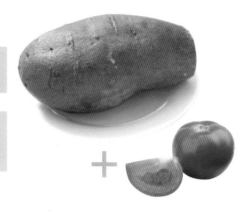

⊗ 红薯 + 草莓

易致肠胃不适

红薯含有丰富的淀粉，食用后胃会分泌大量的胃酸，若与草莓同食，容易导致肠胃不适。

小提示

草莓一次不宜吃得过多，不然容易使胃肠功能紊乱，导致腹泻。

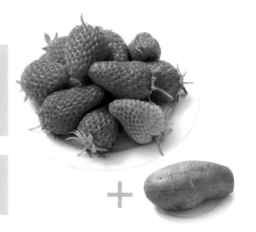

⊗ 红薯 + 香蕉

易致腹胀

红薯和香蕉一起食用，容易导致腹胀，引起身体不适。

小提示

香蕉含有丰富的色氨酸，这种物质能够刺激神经系统，给人带来愉快感。心情不好的时候吃根香蕉，有助于找回好心情。

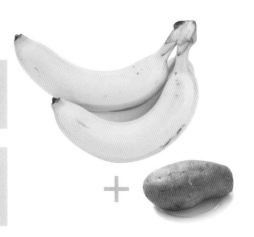

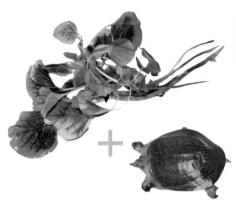

⊗ 苋菜 + 甲鱼

难以消化

苋菜性凉，甲鱼性寒，二者同食，不仅难以消化，甚至还会使肠胃积滞。

小提示

二者分开烹制，食用没有问题，只要不一起烹制即可。

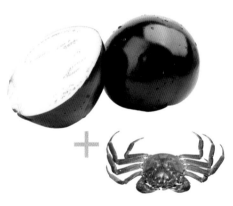

⊗ 茄子 + 螃蟹

易引起肠胃不适，甚至导致腹泻

茄子甘凉滑利；螃蟹肉性味咸寒。二者同为寒性食物，一起食用有损肠胃，常食会导致腹泻。

小提示

茄子不宜去皮食用，因为茄皮含有很多的营养素，而且去皮后其所含的铁易被空气氧化，使茄肉发黑。

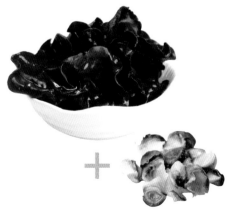

⊗ 黑木耳 + 田螺

引起肠胃不适

二者都是偏凉食物，同食容易引起肠胃不适，因此，不宜一起食用。

小提示

干黑木耳烹调前宜用温水泡发，且泡发后应扔掉紧缩在一起的部分。

⊗ 黑木耳 + 菠萝

易引起反胃、消化不良

黑木耳不宜和菠萝一起食用，二者同食，容易引起反胃、消化不良。

小提示

　　湿疹、溃疡病患者，以及发烧、凝血功能障碍者不宜多吃菠萝。

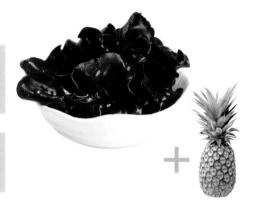

⊗ 樱桃 + 草莓

容易导致上火

樱桃和草莓都属于偏热食物，二者同食，容易导致上火。

小提示

　　草莓富含维生素C，适合直接生吃，如果加热，其中的维生素C会遭到破坏。

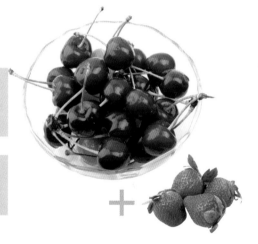

⊗ 苹果 + 海鲜

引起腹痛

苹果和海鲜同食容易产生对身体不利的物质，引起腹痛、呕吐。

小提示

　　吃苹果时宜细嚼慢咽，这样不但有利消化，而且还有助于减少人体疾病。

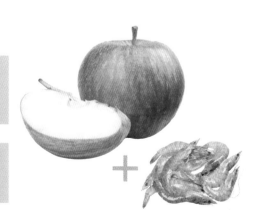

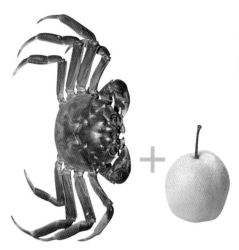

⊗ 梨 + 螃蟹

易伤肠胃

梨性寒凉，螃蟹也是冷利之物，二者同食，易伤肠胃。脾胃虚弱者应忌食。

小提示

选购梨时，宜选择果形饱满、皮薄、无斑疤的梨，且以香味浓郁、入口细腻者为佳。

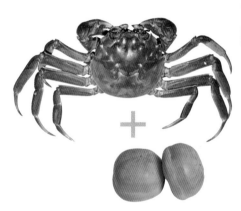

⊗ 柿子 + 螃蟹

致腹痛和呕吐

柿子含有许多鞣酸，蟹肉含有丰富的蛋白质，当二者相遇，发生凝结，容易对胃黏膜造成损害，从而致使腹痛和呕吐。

小提示

由于螃蟹易感染细菌，在食用的时候要煮透煮熟。

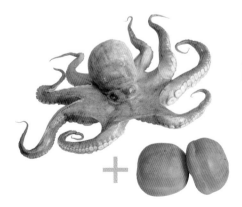

⊗ 柿子 + 章鱼

易导致腹泻

柿子和章鱼都是寒凉食物，若一起食用会有损肠胃，容易导致腹泻。

小提示

空腹不宜吃柿子，否则易患胃柿石症。

⊗ 葡萄 + 虾

伤肠胃

葡萄不宜和虾同食，否则容易伤肠胃。

小提示

　　身上有伤口的人不宜吃虾，因为吃虾会使伤口发痒。

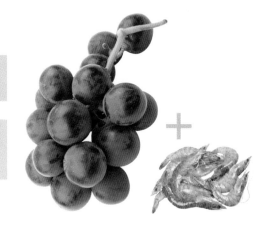

⊗ 山楂 + 海鲜

易引起胃肠不适

山楂中含有的鞣酸会和海鲜中所含的蛋白质相互作用，从而使蛋白质凝固，容易引起胃肠不适。

小提示

　　食用山楂不可贪多，而且食用后要注意及时漱口，否则山楂中的酸性物质会对牙齿造成损害。

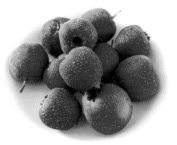

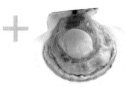

⊗ 猪肉 + 杏仁

导致胃痛、腹痛

猪肉与杏仁同食，容易产生有毒物质，导致胃痛、腹痛。

小提示

　　杏仁的烹制方法有很多，既可以加到米、面中制成粥、饼、面包等主食，也可以与其他作料搭配制成美味菜肴。

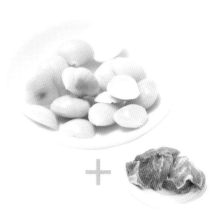

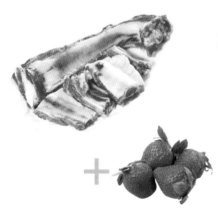

⊗ 猪排 + 草莓

使肠胃不适

猪排中的钙与草莓中的鞣酸结合，会产生一种影响人体消化吸收的沉淀物，从而致使肠胃不适。

小提示

草莓中草酸钙含量较多，尿路结石者不宜多食；易过敏者忌食。

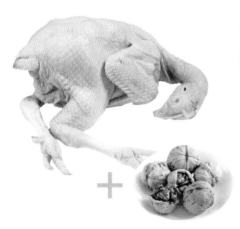

⊗ 鸡肉 + 核桃

易导致腹泻

鸡肉性温，不易消化，鸡肉蛋白质含量很高，核桃中油脂与蛋白质的含量也很高，同食会增加胃肠道负担，所以会引起腹胀腹泻。

小提示

吃核桃时不要把核桃仁表面的褐色薄皮剥掉，否则会损失一部分营养。

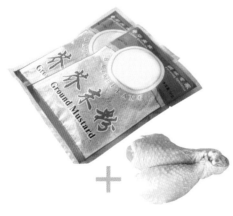

⊗ 鸡肉 + 芥末

易致上火

鸡肉有温补作用，芥末是热性之物，二者同食使人易焦躁、上火。

小提示

鸡屁股是淋巴最集中的地方，也是储存细菌、病毒和致癌物的仓库，不宜食用。

⊗ 羊肉 + 辣椒

容易上火

羊肉性温，可促进血液循环；辣椒性热，所含的辣椒红素能加速血液循环。二者同食，容易上火。

小提示

烹饪羊肉时不宜放辣椒。

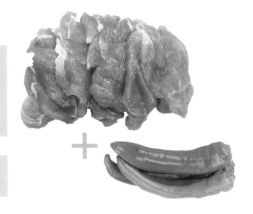

⊗ 牛肉 + 红糖

易引起腹胀

牛肉富含铁和优质蛋白质，可预防和治疗缺铁性贫血，与同有补血功效的红糖一起食用，容易引起腹胀。

小提示

烹饪牛肉时不宜放红糖。

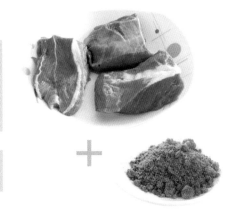

⊗ 螃蟹 + 啤酒

易引发腹泻

二者都属寒性食物，若同食则寒上加寒，会使肠胃不适，容易引发腹泻。

小提示

饮用啤酒不宜过度，否则容易导致啤酒肚，并对肝脏、生育造成很大影响，甚至会导致癌症。

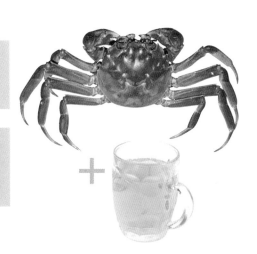

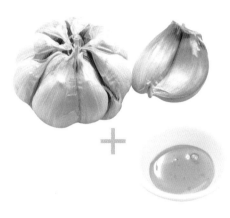

⊗ 大蒜 + 蜂蜜

损伤肠胃

大蒜中的大蒜素与蜂蜜中的有机酸结合会发生不利于人体的生化反应，从而损伤肠胃。

小提示

大蒜虽好，但绝不是吃得越多越好。过多生吃大蒜，不仅会刺激胃肠道，还会影响对 B 族维生素的吸收。

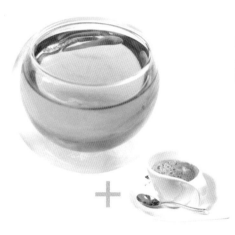

⊗ 茶 + 咖啡

影响睡眠

茶和咖啡都有提神醒脑的功效，二者同时饮用会影响睡眠，且睡前不宜饮用茶和咖啡。

小提示

饮茶宜清淡，不要过浓。

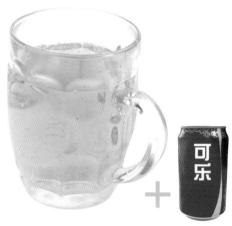

⊗ 啤酒 + 可乐

易使人醉

啤酒和可乐都含有大量的二氧化碳，如果将可乐兑入啤酒，过量的二氧化碳会促进胃肠黏膜对酒精的吸收，使人易醉。

小提示

适度饮用啤酒有维护心脏健康和保护血管等功效，但切记不宜过量，否则危害健康。

PART 3

常见病
饮食宜忌

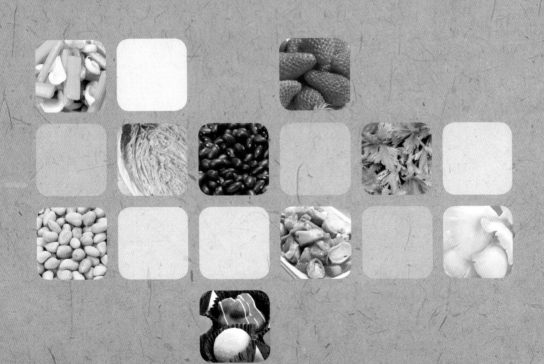

高血压

盐摄入过量是主要诱因

国际医学界有研究证实，发生高血压的一个主要诱因就是食盐摄入过量。当人体内氯化钠摄入过量时，钠离子和氯离子会引起细胞外液增多，使钠和水潴留，细胞间液和血容量增加，血压升高。

限制盐的摄入量

由于食盐中的钠离子（食盐的成分为氯化钠）含量较多，所以高血压患者应限制食盐的摄入量，一般每日用盐量应控制在4克以下（最好是3克），使食物稍有盐味即可。伴有耳鸣、眩晕、水肿的高血压患者，更应严格地控制食盐的摄入量，每日用盐量应控制在2克以下，或以10毫升酱油（1汤匙约为15毫升）代替食盐。

食盐量信号灯		
普通成人	■10克	□8克 ■6克
高血压患者	■6克	□5克 ■4克

注：信号灯颜色 ■过高 □临界点 ■正常

钾能增加血管弹性

钾不仅可以帮助排除体内多余的钠，维持体内的钾钠平衡，还能促进胆固醇排泄，增加血管弹性，这就具有防止血压升高的意义。

镁能限制钠内流

镁能降低血压是由于镁能稳定血管平滑肌细胞膜的钙通道，激活钙泵，排出钙离子，泵入钾离子，限制钠内流，以及镁能减少应激诱导的去甲肾上腺素的释放，从而起到降压的作用。

钙能扩张动脉血管

钙对心血管有保护作用，血液中的钙可以强化、扩张动脉血管，有助于降低血压。而且，增加尿钠排泄，减轻钠对血压的不利影响，有利于降低血压。另外，在补钙的时候要注意补镁，镁能促进钙的吸收利用。

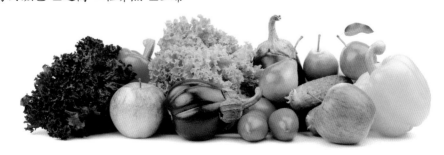

YES 推荐食物

芹菜

芹菜中的镇静素能抑制血管平滑肌紧张，减少肾上腺素的分泌，从而降低和平稳血压。

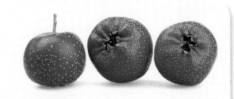

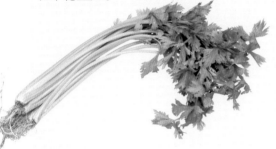

西瓜、山楂

这些水果含有大量的维生素和钾，属于高钾低钠食物，具有很好的降压效果。

燕麦、荞麦

燕麦和荞麦含有钾、镁、锌等元素及维生素，能够促进血液循环，预防高血压等心脑血管疾病。

洋葱

洋葱含有前列腺素 A，能降低人体外周血管阻力，从而降低血压，使血压长期稳定。

金针菇、香菇

这些菌类食物含有膳食纤维、香菇多糖等活性多糖等成分，能够降低胆固醇，稳定血压。

苦瓜、茄子

这些食物含有丰富的钾，能维持细胞内的渗透压，预防血管爆裂，平衡血压，防治高血压。

醋

醋可扩张血管，有利于降低血压，软化血管，减少胆固醇的沉积。

NO 禁忌食物

蛋黄、猪肝

蛋黄和猪肝含有很高的胆固醇，可加速动脉粥样硬化的发展，对血压控制极为不利。

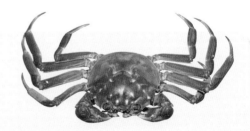

皮蛋、火腿、豆腐脑、罐装玉米

这些食物中含钠均较多，不宜多吃。

虾、螃蟹

虾多钠，而螃蟹多胆固醇，高血压病患者忌多食。

食谱推荐

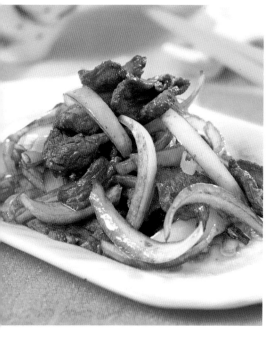

洋葱炒牛肉

材料　洋葱250克，牛瘦肉50克，葱花、料酒、水淀粉、盐、鸡精、植物油各适量。

做法

1. 洋葱去老膜，去蒂，洗净，切丝；牛肉洗净切丝，加料酒和水淀粉抓匀，腌渍15分钟。
2. 炒锅置火上，倒入适量植物油，待油烧至七成热，放葱花炒香，放入牛肉片滑熟，淋入适量清水。
3. 加洋葱丝炒熟，用盐和鸡精调味即可。

小妙招

腌渍牛肉时不宜加盐，不然牛肉的口感会发硬。

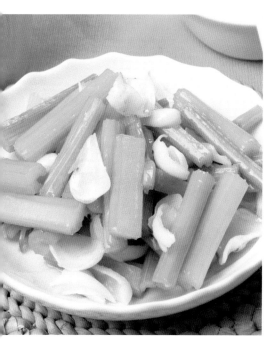

西芹百合

材料　西芹350克，百合20克，盐4克，香油适量。

做法

1. 西芹择洗干净，用沸水焯一下，捞出在冷水中浸泡一下沥干，切段。
2. 百合用温水泡发，除掉老衣，洗净。
3. 炒锅置火上，放油烧至七成热，放入焯好的西芹段略炒。
4. 再加百合同炒，待百合边缘变透明时，加盐迅速翻炒均匀，淋上香油即可。

木耳拌黄瓜

材料　水发黑木耳、黄瓜各 100 克，陈醋、
白糖、盐、鸡精、辣椒油各适量。

做法

1. 水发木耳择洗干净，入沸水中焯透，捞
出，沥干水分，晾凉，切丝；黄瓜洗净，
去蒂，切丝。

2. 取小碗，放入陈醋、白糖、盐、鸡精和
辣椒油搅拌均匀，制成调味汁。

3. 取盘，放入黄瓜丝和木耳丝，淋入调味
汁拌匀即可。

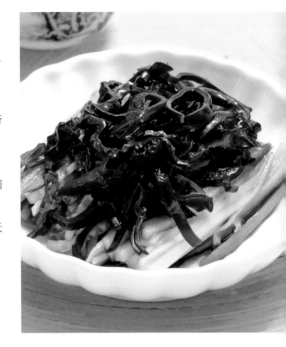

香蕉土豆泥

材料　香蕉 1 根，土豆 1 个，蜂蜜 10 克。

做法

1. 土豆洗净，蒸熟，去皮，捣成泥；香蕉
去皮，也碾成泥。

2. 取碗，放入土豆泥和香蕉泥，加蜂蜜搅
拌均匀即可。

> **小妙招**
> 香蕉切小块后用不锈钢勺的勺背就能将其轻松
> 地碾碎。

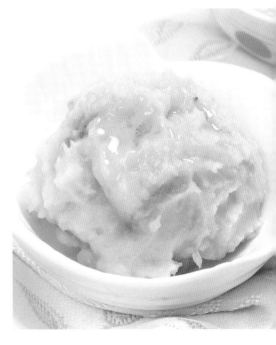

高脂血症

减少脂肪，增加不饱和脂肪酸的摄入

饮食中，饱和脂肪酸含量增多可明显升高血液中总胆固醇的水平。因此，血脂异常症患者应减少脂肪的摄入量，尤其要减少动物性脂肪的摄入。增加不饱和脂肪酸，可以使胆固醇氧化，从而降低血浆胆固醇，并保护心血管系统。

研究显示，在每天脂肪的摄入量上，最恰当的比例是不超过总能量的20%~30%。饱和脂肪酸的摄入量应低于总能量的10%（一般为6%~8%）；多不饱和脂肪酸的摄入量应为总能量的10%。此外，可适当提高单不饱和脂肪酸的摄入量（占总能量的10%~12%）。

吃肉最好吃清炖的

高脂血症患者虽可吃肉，但也应食之有度，每天75克即可，且红肉最好吃清炖的（炖2小时以上），经过长时间炖煮，肉里面的油脂消除了很多，饱和脂肪酸含量也大幅度下降，这个时候单不饱和脂肪酸和多不和脂肪酸含量却不断增加，会起到降低人体胆固醇的作用。

营养师叮咛

红肉与白肉

"白肉"（鱼、禽类肉等）与"红肉"（猪肉、牛肉、羊肉）相比，脂肪含量相对较低，不饱和脂肪酸含量较高，特别是鱼类，含有较多的多不饱和脂肪酸，对于预防血脂异常具有重要作用。

减少用油的烹饪技巧

切成大块：将所要烹饪的食物切成大块能减少食材的总面积，烹饪起来吸油少，不易耗油。

熬蔬菜汤：可选香菇、胡萝卜、圆白菜等食材熬汤，放一点儿油，就能味道鲜美。

先焯烫再煎煮：先焯烫，可将不易熟部分的脂肪焯掉，从而减少用油量。

宜选用的烹调方式：蒸、煮、卤、凉拌、涮等方式，能减少用油。

YES 推荐食物

荞麦、绿豆

这些食物中含有大量的膳食纤维和镁等矿物质，可以降低血液中的胆固醇含量，促进人体纤维蛋白溶解，抑制凝血酶的生成，从而有效降低血清胆固醇浓度。

香菇、黑木耳、玉米

这些食物含有丰富的钙、镁、硒等元素，以及卵磷脂、亚油酸、维生素E，有降低血清胆固醇的作用。

油菜、白菜、猕猴桃

这些蔬菜和水果富含的维生素C可有效降低胆固醇，对血脂水平有较好的改善作用。

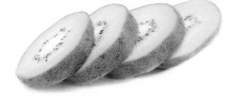

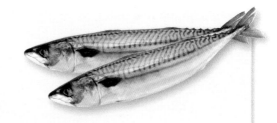

瘦肉、鱼类

这些食物能为人体提供优质蛋白，并且胆固醇含量较低。

洋葱

洋葱中含有的二烯丙基二硫化合物，可降低血清胆固醇和甘油三酯含量，抑制肝脏中胆固醇的合成，从而有效降血脂。同时，洋葱富含硒和维生素C，具有抗氧化功效，可防止血脂氧化沉积在血管壁上，还能促进已沉积的胆固醇分解。

莲藕、海带

这些食物可减少过氧化脂质在血管壁上沉积。

NO 禁忌食物

松花蛋、动物内脏

这些食物中胆固醇含量高，可增加血液中的胆固醇含量，应少吃或不吃。

黄油、奶油、肥肉

这些食物富含饱和脂肪酸，增加血液黏稠度，升高血脂。

墨鱼、鲍鱼

这些食物的胆固醇含量较高，食用过多鲍鱼易导致血栓的形成，还可引起心、脑、肾等重要器官的血管动脉粥样硬化，引发高脂血症并发心脑血管疾病。

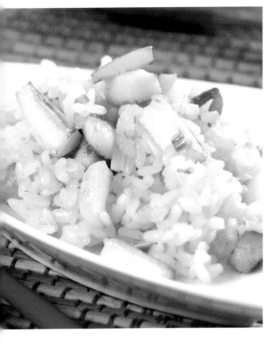

食谱推荐

蒜味饭

材料 大米 100 克，猪瘦肉、去皮大蒜瓣各 50 克，葱花、盐、鸡精适量，香油 3 克。

做法

1. 大米淘洗干净；猪瘦肉洗净，切丁；大蒜瓣洗净。
2. 将猪肉丁、大米和大蒜瓣一同倒入电饭锅内，加适量水蒸至电饭锅开关跳起，放入盐、葱花、鸡精和香油拌匀即可。

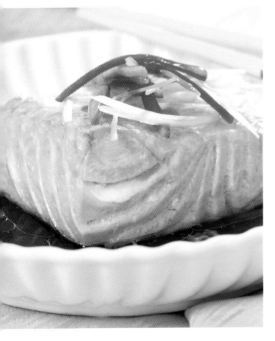

清蒸三文鱼

材料 三文鱼肉 300 克，葱丝、姜丝、盐各适量，香油 3 克。

做法

1. 将三文鱼肉洗净，切段，撒少许盐抓匀，腌渍 30 分钟。
2. 取盘，放入三文鱼，放上葱丝、姜丝、香油，送入烧沸的蒸锅中大火蒸 1 分钟即可。

小妙招

为保证三文鱼的鲜嫩，一定要用沸水蒸鱼。这是因为三文鱼在突然遇到高温时，外部的组织会出现凝固，会将鱼肉内部的鲜汁锁住。

洋葱炒土豆片

材料 洋葱250克，土豆100克，盐、胡椒粉、姜丝、植物油各适量。

做法

1. 洋葱剥去老膜，去蒂，洗净，切丝；土豆去皮，洗净，切片。

2. 炒锅置火上，倒入适量植物油，待油烧至七成热，放入姜丝炒出香味。

3. 倒入土豆片翻炒均匀，加适量水烧熟，放入洋葱丝炒熟，用盐、胡椒粉调味即可。

小妙招

切洋葱时，可以先将其放入水中浸泡一下，以减轻其刺激性。

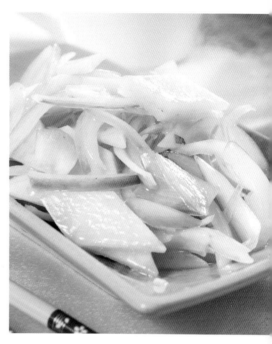

蒸茄子

材料 圆茄子300克，大蒜35克，盐4克，味精2克，醋8克，香油适量。

做法

1. 圆茄子洗净，切厚片；大蒜去皮，切末。

2. 将茄子片蒸20分钟，取出，冷藏。

3. 将大蒜末放茄子上，加盐、味精、醋调匀，滴上香油即可。

小妙招

维生素P最密集的地方是茄子的紫色表皮与茄肉相接之处。事实上，茄皮除了含有维生素P外，还含有很多其他的营养素，所以食用茄子不宜去皮。

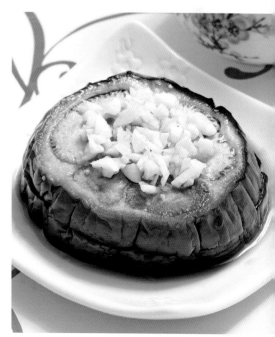

糖尿病

少食多餐

对于未用任何药物，单纯通过饮食治疗的患者，一日至少进食三餐，而且要定时、定量，两餐之间要间隔四五个小时。注射胰岛素的病人或易出现低血糖的病人还应在三次正餐之间添两三次加餐，即从三次正餐中匀出一部分食品留做加餐用，这样既可以避免药物作用达到高峰时出现低血糖，也可避免一天饮食总量过少，影响人的体力和体质。加餐时间可以是9~10点、15~16点及晚上睡前1小时。

限制脂肪的摄入量

若血液中脂肪过多，或是身体积存过多脂肪，胰岛素不仅分泌量下降，而且作用也减弱，以致无法把糖分送达细胞内，糖分就在血液中累积，引起血糖升高，使病情更加难以控制。因此，糖尿病患者每天的脂肪摄入量应少于每日总能量的30%，并且食用油应以花生油、大豆油、葵花子油、橄榄油等植物油为主。

了解食物升糖指数

食物血糖生成指数（GI）是衡量进餐2小时后，食物引起血糖上升速度的快慢和高低的一项指标参数。低GI的食物引起血糖变化小，高GI的食物引起血糖升高幅度大。

GI<55属低GI食物；55<GI<75属中GI食物；GI>75属高GI食物。食物GI值受食物化学成分和含量、碳水化合物的类型和结构，以及食物的加工制作方法等多种因素的影响。比如，粥煮的时间越长，血糖生成指数就越高；再比如，食物烹饪时所切的颗粒越小，血糖生成指数就越高。

掌握食物的血糖生成指数，有助于糖尿病患者监测自己的日常饮食。基本上来说，低GI食物最适合糖尿病患者食用；中GI食物要控制食用量，尽量少食用；最好不要食用高GI食物。

YES 推荐食物

海带、黄豆、燕麦

这些食物都含有丰富的钙，钙有传达"分泌胰岛素"信息的作用，当血糖升高时，身体需要胰岛素来进行调节，这时就需要钙来传达这个信息给胰腺，促使胰腺分泌胰岛素。

黄瓜、圆白菜、番茄、生菜

这些食物进入人体后，所释放的能量相对较低，可以防止血糖上升。（一般而言，新鲜天然食物要比经过加工的食物热量低，如小麦胚芽要比小麦粉的热量低，而果蔬汁的热量要高于新鲜的水果。在肉类中，以鱼肉和牛羊肉热量较低，而鸭肉和猪肥肉的热量是较高的。）

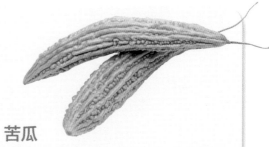

苦瓜

苦瓜中的苦瓜皂苷被称为"植物胰岛素"，有明显的降血糖作用，不仅可以减轻人体胰腺的负担，有利于胰岛 β 细胞功能的恢复，还可延缓糖尿病继发白内障的出现。另外，苦瓜中含有一种称为"多肽－P"的胰岛素样物质，能够有效调节血糖。

黑米、红豆、紫菜、橙子

这些食物的生糖指数都较低，可以延缓餐后血糖上升。

NO 禁忌食物

香蕉、甘蔗、桂圆、红枣

这些食物含糖量高，食用后会使血糖迅速升高，不利于控制血糖，所以糖尿病患者食用这些食物时一定要限量。

甜菜、芋头

这些食物的含糖量、含淀粉量都较高，食用后会快速转化成葡萄糖，不利于血糖的控制和降低。

动物肝脏

动物肝脏含有的胆固醇和脂肪，会产生体重增加、血管垃圾增多等诸多不利于糖尿病病情控制的因素，易导致并发症的发生发展。

食谱推荐

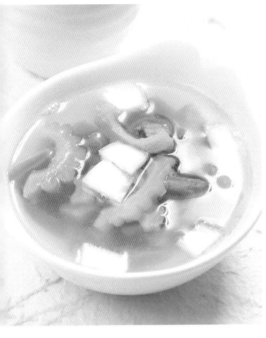

苦瓜番茄汤

材料 苦瓜、番茄各 150 克，胡萝卜 25 克，洋葱少许，盐、鸡精各 2 克，植物油 5 克。

做法

1. 苦瓜洗净，去瓤，切片；番茄洗净，切块；胡萝卜洗净、切块。
2. 锅中倒入植物油，烧至七成热时，放入洋葱炒至断生，然后放入胡萝卜、番茄翻炒片刻，加入适量清水煮沸，依次放入苦瓜、盐、鸡精煮至入味即可。

小妙招

苦瓜不宜加热过长时间，否则会降低其修复胰岛和预防心脑血管疾病的功效。

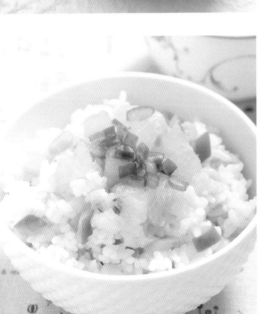

橙子炒饭

材料 橙子、鲜玉米粒各 50 克，青椒 30 克，米饭 200 克，葱末、姜末、蒜末各 5 克，植物油 10 克，盐 2 克。

做法

1. 将橙子去皮取果肉切成小块；青椒洗净切丁；鲜玉米粒洗净。
2. 锅置火上，倒入植物油烧至六成热，放入葱末、姜末、蒜末爆香，再将除米饭外的各种食材一起放入锅内，翻炒均匀，再倒入米饭同炒，最后加盐调味即可。

小妙招

尽量挑选较重且外皮颜色较浅的橙子，这样的橙子水分多、含糖量少。

番茄炒草菇

材料 草菇300克，番茄200克，葱花5
克，植物油5克，香油2克，鸡精
少许。

做法

1. 草菇洗净，切片，焯水，沥干水分；番
   茄洗净，去皮，去蒂，切块。

2. 锅内倒油，烧热，放入葱花、草菇，翻
   炒片刻，放入番茄块，待番茄汁收浓，
   加鸡精炒匀，淋上香油即可。

小妙招
草菇沸水焯烫，减少用油。

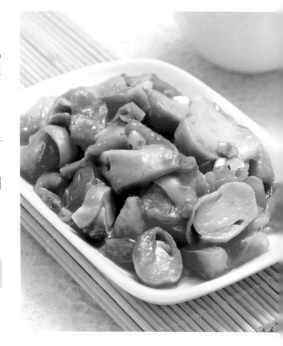

黑米鸭肉包

材料 面粉500克，黑米面、净芽菜各200
克，净鸭肉粒400克，泡打粉7克，
酵母粉5克，盐4克，鸡精、胡椒粉、
香油、水淀粉、姜末、葱末各5克。

做法

1. 酵母粉用25克水搅匀；锅置火上，放油
   烧至六成热，炒香姜末、葱末，下鸭肉
   粒炒至散，下芽菜粒，出味时放盐、鸡
   精、胡椒粉、水淀粉、香油，盛出待冷。

2. 面粉、黑米面、泡打粉、酵母水放入盆
   中和匀，加水揉匀成面团，饧发至面团
   2倍大，搓条，下剂子，擀皮，逐个取
   皮，包入鸭肉馅，捏成包子生坯，上笼
   蒸约10分钟即可。

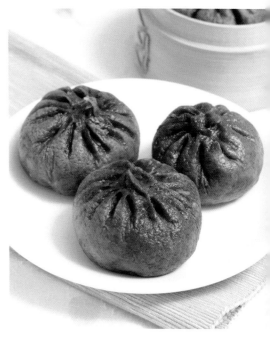

感冒

补充维生素C

维生素C具有抗菌作用，能增加白细胞的数量及活性，增强免疫功能，对抗自由基对人体组织的破坏，协助减轻感冒症状。在补充维生素C的时候，应该同时多食用含黄酮多的食物，因为维生素C和黄酮作用可以提高抗自由基的能力。而且，为了提高维生素C的利用率，可以选择用铁锅烹调蔬菜，这样可以减少蔬菜中维生素C的损失。此外，如果想要预防感冒，可以每天喝一杯纯橙汁。

多喝开水、多进食流质食物

感冒的人经常发热、出汗，体内的水分流失较多。大量饮水可以增进血液循环，加速体内代谢废物的排泄。此外，可以选择流质食物，如汤、粥、面条等。

感冒类型	病因	症状	饮食特点
病毒性感冒	病毒感染	打喷嚏、鼻塞、流鼻涕、咽干、咽痛、咳嗽、声音嘶哑；头痛、浑身酸痛、疲乏无力、食欲缺乏、畏寒等	多喝白开水
风寒感冒	外感风寒，如淋雨受凉等	恶寒重，发热轻，鼻塞声重，流涕清稀，咳嗽、痰多且清稀，无汗、头痛、肢体酸痛，舌苔薄白，脉浮紧	多吃可以促进出汗、散寒疏风的食物，可以多喝姜糖水，忌寒冷食物。感冒初期多饮水，多吃清淡、稀软的粥汤等，减轻肠胃负担
风热感冒	风热外邪，侵袭肌表；疲劳受累	发热重，恶寒轻，头身疼痛，鼻塞，流浊涕，咳嗽、痰黄，口干渴，咽喉红肿疼痛，舌边尖红，苔薄黄，脉浮数	多吃解表的食物，忌吃油腻肥厚、辛热的食物。感冒后期可以多吃一些开胃健脾、调补正气的食物

YES 推荐食物

鸡肉、金针菇、豆类

这些食物富含氨基酸，能够促进细胞新陈代谢，提高免疫力，增强人体对感冒病毒的抵抗力。

新鲜水果、蔬菜

这些食物具有抗菌作用，能够增强免疫功能，对抗自由基对人体组织的破坏。而且，还能促进食欲，帮助消化，补充人体所需的维生素和各种微量元素。

柠檬、橘子

柠檬、橘子富含维生素C，可以抗菌及提升抵御疾病的能力，有开胃消食、生津止渴及清热化痰的功效，适用于风热感冒患者。

牡蛎、猪肝、鱼类

这些食物中含有丰富的锌，能够提高人体对感冒病毒的抵抗力。

姜

姜性味辛温，发散解表，属于解表药。生姜中含有姜醇、姜烯、水芹烯、姜辣素等成分，能消炎、散寒、发汗，缓解流鼻涕等感冒症状，适合风寒感冒患者。

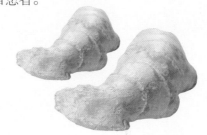

NO 禁忌食物

羊肉、糯米、桂圆、杨梅

这些滋补、辛热、油腻、酸涩食物不宜在感冒期间食用，否则会导致外邪不易驱出。

辣椒、酒

这些刺激性食物不宜在感冒期间食用，以免伤气灼津、助火生痰。而且，酒会使全身血管扩张，兴奋大脑中枢，影响睡眠，引起头痛，降低抗病能力，加重感冒症状。

浓茶

不仅影响睡眠，而且茶叶中的某些成分还可以对抗、降低或干扰感冒药的疗效。

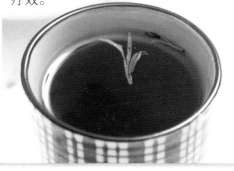

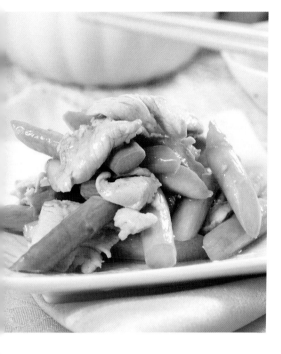

芦笋鸡片

材料 芦笋250克，鸡胸肉50克，葱花、姜丝、酱油、盐、鸡精各适量，植物油4克。

做法

1. 芦笋去根，洗净，切斜段；鸡胸肉洗净，切片。

2. 锅置火上，倒入植物油，待油烧至七成热，加葱花、姜丝炒香，放入鸡片炒匀。

3. 加酱油和适量清水，倒入芦笋段炒熟，用盐和鸡精调味即可。

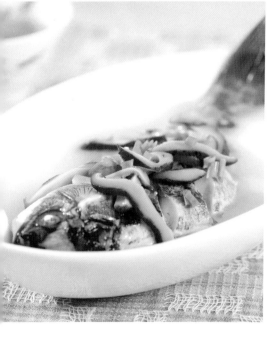

清炖鲫鱼

材料 鲫鱼200克，猪里脊肉50克，香菇（鲜）15克，料酒、葱段、植物油各10克，姜片5克，盐、胡椒粉各少许。

做法

1. 将鱼洗净，鱼身划几刀；里脊肉洗净切成片；香菇洗净切蒂，一开为二。

2. 将鱼入热水中焯一下，加少许料酒去腥味，待锅中浮沫变多时捞出。

3. 锅置火上，倒入植物油烧至六成热，放入肉片略炒，加入适量清水，将鱼放入，随后依次加入葱段、姜片和香菇，烹入料酒煮半小时，最后加入盐和胡椒粉即可。

葱白大米粥

材料 大米 100 克，葱白 30 克，盐 3 克。

做法

1. 大米淘洗干净，用水浸泡 30 分钟；葱白洗净，切段。

2. 锅置火上，倒入适量清水烧沸，放入大米，待大米将熟时，把葱白段放入锅中，米烂粥熟时放入盐调味即可。

小妙招

大米的淘洗次数不宜超过 2 次，且不要用力搓洗。

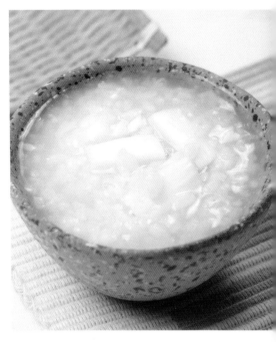

特色蒜焖鸡

材料 白条鸡半只，大蒜 50 克，青蒜 20 克，葱段、姜片、酱油、料酒各 10 克，生抽、白糖、盐各 5 克。

做法

1. 白条鸡洗净切块；大蒜切片；青蒜洗净切段。

2. 锅置火上，倒油烧至六成热时下鸡块，煸干水分盛出。

3. 锅内倒底油烧热，将葱段、姜片和蒜片爆香，放鸡块、酱油、料酒、生抽、白糖、盐翻炒，加适量水，加盖，焖至肉烂，加入青蒜稍焖即可。

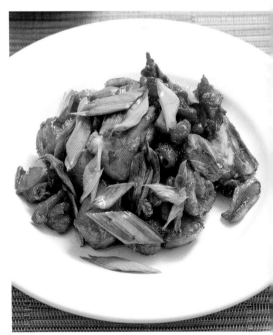

动脉硬化

饮食有节

每餐宜食七八成饱，忌暴饮暴食，尤其是60岁以上的老年人，要在保持一定营养水平的条件下，控制食量，以免因摄入营养过多而导致肥胖，诱发动脉硬化。

合理配餐

根据个人病情，有针对性地进餐，如单纯血浆胆固醇过高者，可坚持食用低胆固醇、低动物脂肪的食物；单纯血浆甘油三酯过高者，除限制动物性脂肪食物外，还必须控制高糖类食物，但要保证蛋白质的摄入。

补充维生素和微量元素

维生素C可减少胆固醇在血液及组织中的蓄积。维生素P能增强机体抵抗力，增加毛细血管的弹性，降低血中胆固醇，有防治高血压、动脉硬化的作用。另外，微量元素锰和铬，也能预防动脉粥样硬化的形成。碘能够降低血液中的胆固醇浓度，对预防动脉硬化有一定作用。

饮食以低脂肪、低热量为主

每日摄入热量在1200~1500千卡，多吃富含维生素和膳食纤维的食物，可促进脂肪代谢，抑制胆固醇的形成。应该尽量避免摄入饱和脂肪酸，如动物油，而应该多吃富含不饱和脂肪酸的食物。在选择食用油时，动物油的比例一般为植物油的1/3左右。

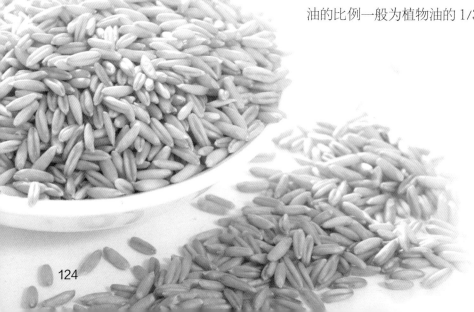

YES 推荐食物

鱼类、鱼油

这些食物富含不饱和脂肪酸，可抗血小板聚集，降低血脂。

核桃、杏仁

这些食物富含具有抗氧化功效的维生素 E，有助于保护血管壁。

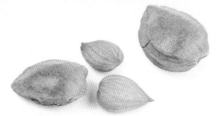

黑木耳

黑木耳能阻止动脉内膜增厚，以及血管、管壁硬化或钙化，还能抗血小板聚集和抗凝血，防止血栓形成，延缓动脉硬化的发生与发展。

红薯、燕麦

这些食物可降低血液中的胆固醇含量，防治动脉硬化。

金橘、橙子、猕猴桃

这些食物富含维生素 C，能加速胆固醇的转化，起到降脂和减缓动脉硬化的作用。

茄子

茄子含有维生素 P，能增加毛细血管弹性，对动脉硬化有一定的预防作用。

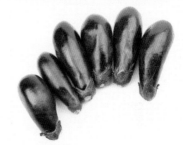

NO 禁忌食物

肥肉、猪肝

这些食物中的脂肪和胆固醇含量很高，可使病情加剧。

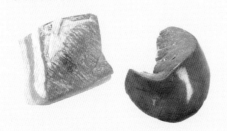

蛋黄、虾仁

蛋黄和虾仁属高脂肪、高胆固醇食品，动脉硬化患者不宜多食。

啤酒、白酒

长期饮酒会使心肌收缩功能日渐减退，同时使体内胆固醇和甘油三酯的浓度升高，最终沉积在冠状动脉内膜壁上，形成动脉粥样硬化。

食谱推荐

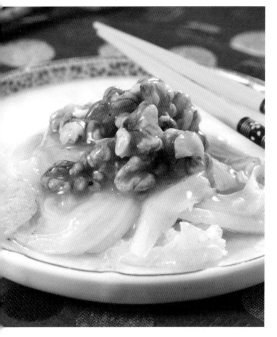

核桃仁扒白菜

材料　大白菜200克，核桃仁20克，南瓜蓉、高汤、盐、白糖、料酒、水淀粉各适量。

做法

1. 大白菜去菜帮，取叶，洗净，用手撕成片，放入开水中焯软，捞出，沥干水分；核桃仁掰成小块。
2. 锅置火上，倒入适量高汤，放入南瓜蓉和核桃仁，用盐、白糖和料酒调味，烧至开锅并煮出香味，加焯过水的白菜烧至入味，用水淀粉勾芡即可。

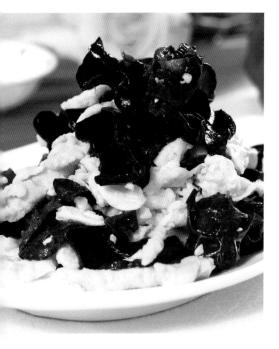

鸡蛋木耳炒肉

材料　猪肉丝150克，鸡蛋2个，水发黑木耳100克，葱末、姜末各5克，盐3克，料酒10克。

做法

1. 鸡蛋洗净，磕入碗内，打散，加盐搅拌；水发黑木耳去蒂，洗净，撕开；猪肉丝洗净，加料酒、盐抓匀，腌渍15分钟。
2. 炒锅内倒油烧热，倒入加盐搅匀的鸡蛋液炒熟，盛出。
3. 锅内倒油烧热，下葱末、姜末爆香，放入猪肉丝煸炒至断生，加入料酒、盐略炒，再放入鸡蛋、木耳翻炒均匀即可。

冠心病

保证维生素的供给

维生素 C 能促进胆固醇生成胆酸，从而能降低血胆固醇，改善冠状循环，保护血管壁。烟酸能扩张末梢血管，防止血栓形成；还能降低血中甘油三酯的水平。维生素 E 具有抗氧化作用，能阻止不饱和脂肪酸过氧化，保护心肌并改善心肌缺氧，预防血栓发生。

控制脂肪和胆固醇

高血脂是冠心病的主要诱因之一。随着肉类、动物油、高脂奶制品、蛋黄及动物脑等食品的摄入增加，饱和脂肪酸和胆固醇摄入过量，这成为导致高血脂的主要膳食因素。故应控制脂肪摄入，使脂肪摄入总量占总热量的 20%～25% 以下，其中动物脂肪不超过 1/3 为宜，胆固醇摄入量应控制在每日 300 毫克以下。

烹调时怎样控制油脂

1. 夏天多吃凉拌蔬菜、凉拌豆制品，在菜中放少许香油即可。冬季可多吃水煮菜。

2. 吃炒菜时，少放油，以菜炒熟出锅后盘子上不见油星为宜，再调少许香油以增加口感。

3. 炒菜时油温不宜过高，专家认为经过加热后，植物油（不饱和脂肪酸）所产生的聚合物，有可能对肝脏、生殖功能造成损害，还具有致癌作用。所以，冠心病患者尽量不吃或少吃油炸食品，更不要用炸过食物的油炒菜。

4. 炒瘦肉时先煮一下。一般炒瘦肉要用很多油才能将瘦肉煎炒熟，可以先将瘦肉煮熟后再切成丝和片待用，同蔬菜一起下锅炒，既减少了油脂摄入，味道也不错。

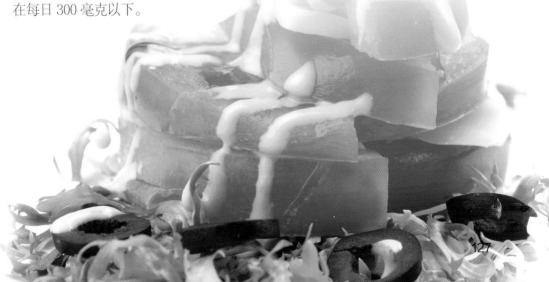

YES 推荐食物

橘子、香蕉

冠心病的典型特征是动脉壁增厚，但当给予足量的钾后，可延缓动脉壁增厚。橘子和香蕉都可以为人体提供丰富的钾。

虾、牡蛎、豆类

这些食物中含有丰富的铜，铜会影响保持心脏和血管正常代谢功能的酶的含量，若缺失会导致心脏代谢异常。

小米、玉米、枸杞子

这些食物富含镁，可影响血脂代谢和血栓形成，促进纤维蛋白溶解，抑制凝血或稳定血小板，防止血小板凝聚。

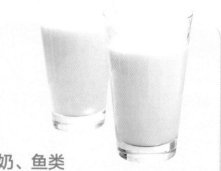

牛奶、鱼类

这些食物富含优质蛋白，而蛋白质是维持心脏健康必需的营养物质，但摄入要适量，否则会加快新陈代谢，增加心脏负担。

山楂、荞麦

这些食物含有黄酮类物质，能扩张冠状动脉，增加冠状动脉的血流量，缓解血管压力。

NO 禁忌食物

甜食

吃太多甜食会造成脂肪堆积、血脂升高，并进一步引起冠心病、动脉粥样硬化及脑血栓。

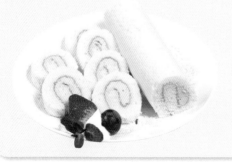

肥肉、动物肝脏

肥肉、动物肝脏等是高脂肪、高胆固醇食物，摄入过多可加重病情。

酒

酒会刺激脂肪组织分解，生成大量的脂肪酸，可诱发冠心病、心绞痛及心肌梗死。

咖啡、可乐

咖啡及可乐中的咖啡因，会促使血脂及血糖升高，诱发冠心病。

食谱推荐

葱香荞麦饼

材料 荞麦面200克，葱花、植物油各5克，
盐4克。

做法

1. 荞麦面倒入足够大的容器中，加适量温
水和成光滑的软面团，饧发30分钟；葱
花拌入少许植物油和盐。

2. 饧发好的面团擀成面片，把葱花均匀地
撒在上面，卷成面卷，分成3等份，将
面卷露出葱花的两头捏紧，按成圆饼状，
用擀面杖擀薄，放入煎锅中烙熟即可。

小妙招

用刷子在锅底刷一层油可减少用油量。还可
以直接将荞麦面做成花卷蒸熟。

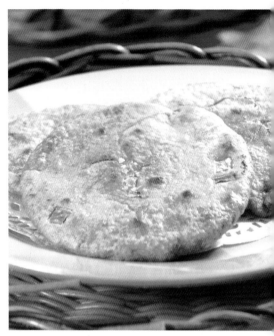

玉米面发糕

材料 面粉35克，玉米面15克，酵母
适量。

做法

1. 酵母用35℃的温水融化并调匀。

2. 面粉和玉米面倒入盆中，慢慢地加酵
母水和适量清水搅拌成面糊，饧发30
分钟。

3. 送入烧沸的蒸锅蒸15~20分钟，取出，
切块食用即可。

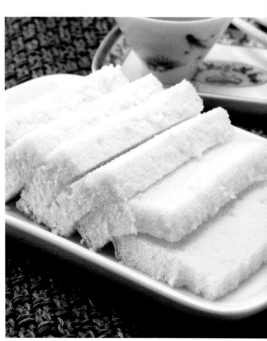

脂肪肝

控制淀粉、脂肪的摄入

淀粉和脂肪进入人体后都会产生大量的热量，而热量过高会增加脂肪量，促使脂肪肝的形成。所以控制脂肪肝的首要前提就是控制热量的摄入，从而控制脂肪的合成，进而控制体重。一般来讲，从事轻度活动的患者，每日每千克体重可供给30～35千卡热量；肥胖或超重者，每日每千克体重可供给20～25千卡热量。

减少糖和甜食的摄入

糖和甜食所含的碳水化合物较多，而过多的碳水化合物会导致胰岛素分泌增多，刺激肝脏分泌甘油三酯，而甘油三酯增多对控制脂肪肝极为不利，所以要控制好糖和甜食的摄入量。可以严格遵守以下几点：

◎以植物性脂肪为主。

◎尽可能吃一些含不饱和脂肪酸的植物油。

◎尽量少吃一些饱和脂肪酸。

◎少食或不食高胆固醇食物。

适当提高蛋白质的摄取

高蛋白膳食（1.5～1.8克/千克体重）可避免体内蛋白质的耗损，有利于脂蛋白合成，清除肝内积存的脂肪，促进肝细胞的修复与再生。而且，摄入足够量的优质蛋白质可以相对减少其他产热营养素（脂肪、碳水化合物）的摄入，有利于脂肪肝患者控制体重。

及时补充维生素、矿物质

很多维生素都储存在肝脏中，同时可以保护肝细胞并减轻毒素对其的损伤，所以不管是平时还是肝脏患病之后都应该保证维生素的充足。此外，也要保证矿物质的供给，以维持正常代谢，保护肝脏，避免缺乏营养。

营养师叮咛

多运动

根据自身的体质选择适宜的运动项目和运动量，如慢跑、散步、打乒乓球、游泳、跳绳等都是不错的有氧运动项目。运动量要从小到大，循序渐进，逐步达到适当的运动量，以加强体内脂肪的消耗。

YES 推荐食物

荠菜、番茄

这些蔬菜中富含植物类化合物，对保护肝脏健康有重要作用。

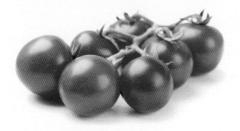

海带、黑木耳

海带和黑木耳可降低血液及胆汁中的胆固醇，抑制胆固醇的吸收，促进其排泄，有助于脂肪肝的消除。

橘子、苹果、杏、李子

这些食物富含维生素 C，可减少胆固醇的吸收，加速胆固醇排泄，降低血脂。

燕麦

燕麦含有丰富的亚油酸和皂苷素，可以促进胆固醇代谢，降低胆固醇和甘油三酯的含量，有效对抗脂肪肝。

豆腐、牛肉、鱼类

这些食物可以提升蛋氨酸、胆碱等抗脂肪因子，促使脂蛋白的形成，有利于将脂肪从肝脏中排出，减少肝内脂肪的沉积。此外，还可刺激体内的新陈代谢，防止体内热量过剩。

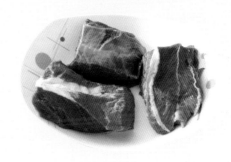

NO 禁忌食物

猪肝、鸡肝

猪肝、鸡肝等动物内脏属高胆固醇食物，脂肪肝患者不宜多吃。

猪大肠、烤鸭、炸鸡腿

这些食品脂肪含量高，不易消化，容易在体内积聚，会加重病情。

蛋黄、螃蟹、鱿鱼

这些都属于高胆固醇食物，应限制摄入。

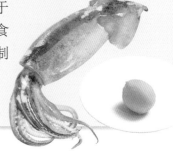

![食谱推荐]

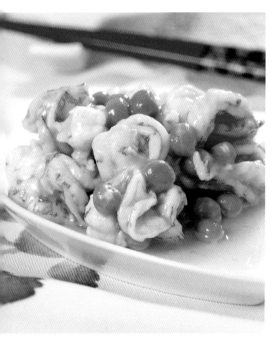

青豆虾仁

材料　干青豆50克，干虾仁10克，葱花、盐、水淀粉适量，植物油4克。

做法

1. 干青豆洗净，提前用冷水浸泡6~12小时；干虾仁用清水泡发，洗净。

2. 锅置火上，倒入适量植物油，待油烧至七成热，加葱花炒出香味，放入青豆翻炒均匀。

3. 加适量清水烧至青豆熟透，放入虾仁炒熟，用盐和鸡精调味，再用水淀粉勾芡即可。

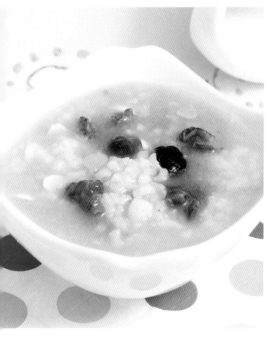

鹌鹑杏仁粥

材料　鹌鹑肉100克，大米100克，桂圆15克，杏仁10克，姜末、料酒、酱油各10克，盐5克。

做法

1. 鹌鹑肉洗净，切块，加料酒、酱油腌渍入味；大米洗净，浸泡30分钟。

2. 锅置火上，加清水烧沸，放大米、桂圆、姜末、鹌鹑肉、杏仁，大火煮沸后转小火熬煮成粥，加盐调味即可。

胃病

饮食酸碱要平衡

我们可以通过选择摄入不同的食物来维持体内的酸碱平衡，保护胃肠道的健康。比如，当胃酸分泌过多时，我们可选择吃一些粗粮、牛奶、豆浆或新鲜的蔬菜等食物以中和胃酸；当胃酸分泌过少时，则可吃一些浓缩的肉汤、鸡汤、带酸味的水果或果汁，以刺激胃液的分泌，帮助消化。

少食多餐，且要有规律

肠胃疾病患者的肠胃消化能力和承受能力均大打折扣，每次进食量过大会导致胃胀不适，甚至引起胃扩张，因此每餐只吃七八分饱即可。为满足身体需要，在少食的基础上，可安排多餐，一日可进食四餐或五餐。

胃肠道的活动，如收缩、蠕动、分泌等都是有规律、有顺序的，因此，多餐也要有规律性，即每天定时、定量进餐，以免打乱胃肠道正常的消化规律，诱发或加重相应的胃肠疾病。

适量补充益生菌

益生菌对维持肠道菌群的平衡，防止因菌群失调引起的腹泻有积极作用。同时，它还能抑制致病菌的繁殖，抑制部分肠道疾病的发生。因此，适量补充益生菌对预防肠道疾病很有好处。

市面上的益生菌产品很多，如含益生菌的酸奶、粉状固体饮料、酸豆奶、酸奶酪等。

但是，胃酸过多的人、胃肠道术后患者、心内膜炎和重症胰腺炎患者不宜多喝含益生菌的酸奶，以免加重病情。

营养师叮咛

情绪与胃病的关系

疼痛、忧虑、紧张等情绪能抑制胃酸的分泌，这说明精神因素是会影响脾胃消化功能的。因此，在生活中我们应尽量保持心情愉快和情绪稳定，避免紧张、焦虑、恼怒等不良情绪。

YES 推荐食物

苹果、红枣、菜花

这些食物富含维生素C，对胃有保护作用，能有效发挥胃的功能，增强胃的抗病能力。

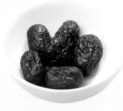

胡萝卜、动物肝脏、西蓝花

这些食物富含维生素A，有助于增强免疫系统功能，参与胃内上皮组织的正常代谢，可保护胃黏膜，对胃溃疡有预防和辅助治疗作用。

小米、猪瘦肉、豌豆

这些食物中的维生素B$_1$能抑制胆碱酯酶的活性，有利于胃肠的正常蠕动和消化腺体的分泌，增加食欲，促进食物的消化吸收。

水

水可以迅速有效地清除体内的酸性代谢产物和各种有害物质，起到净化肠胃、促进消化的作用。

NO 禁忌食物

辛辣刺激性食物

咖啡、浓茶，以及辛辣、生冷等刺激性食物会使胃黏膜受损，加重病情。

酸菜、麻团

酸菜、麻团等太酸或者过于油腻的食物不易消化，而且会刺激胃黏膜，不利于慢性胃炎的恢复。

过烫食物

吃过烫食物也会对消化道造成损害，尤其是娇嫩的食道黏膜，它只能耐受50~60℃的食物，超过这个温度，食道的黏膜就会被烫伤。而过烫的食物，像刚出锅的面条或粥，温度可达90℃，很容易烫伤食道壁。如果经常吃烫的食物，黏膜损伤尚未修复又受到烫伤，容易形成浅表溃疡。反复烫伤就会引起黏膜质的变化，易发展成恶性肿瘤。

油条、炸鸡翅、油炸花生米

这些油炸食物在胃中不容易消化，不利于缓解胃痛。

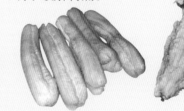

食谱推荐

牛肉炒西蓝花

材料　西蓝花200克，牛肉150克，胡萝卜40克，料酒、酱油各10克，盐4克，淀粉、白糖、胡椒粉、葱末、蒜蓉、姜末各5克。

做法

1. 牛肉洗净，切片，加盐、料酒、酱油、淀粉腌渍15分钟，放锅中炒至变色，捞出沥油；西蓝花择洗干净，掰成小朵，用盐水洗净，沥干；胡萝卜洗净，切片。

2. 锅内倒油烧热，下蒜蓉、姜末、葱末炒香，加入胡萝卜、西蓝花翻炒，放入牛肉，加料酒后略炒，再加盐、白糖、胡椒粉炒匀即可。

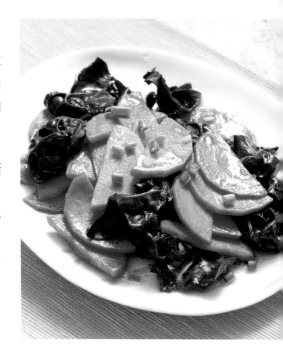

胡萝卜烩木耳

材料　胡萝卜1根（约100克），水发木耳20克，姜末、葱末各3克，植物油5克，料酒、生抽、盐、白糖、香油各2克，鸡精1克。

做法：

1. 胡萝卜洗净，切片；木耳择洗干净，撕成小片。

2. 锅置火上，倒油烧至六成热，放入姜末、葱末爆香，倒入胡萝卜、木耳翻炒。

3. 加入料酒、生抽、盐、白糖，翻炒至熟，加入鸡精、香油调味即可。

痛风

减少嘌呤的摄入

痛风是一种嘌呤代谢失调引起的疾病。正常情况下，嘌呤代谢的最终产物是尿素，尿素可以排出体外。但嘌呤代谢异常时，代谢过程中的尿酸无法转化成尿素，反而会沉积在关节内，从而引起剧痛。所以，控制食物中的嘌呤摄入对痛风患者至关重要。另外，食物中的50%的嘌呤可以溶于汤水内，所以肉类或鱼类食物应该先水煮，弃汤后再烹调。

大量喝水

大量喝水可以防止尿酸盐的形成和沉积，有利于尿酸排出。肾功能正常的痛风病人每天喝2000~3000毫升水较理想，保持尿量在2000毫升以上。为防止尿液浓缩，病人在睡前或半夜也要饮水。

控制热量的摄入

痛风的发生多与肥胖症、高血糖、高血压、高血脂有着十分紧密的联系，患有这四种疾病的人多会伴有痛风并发症。而这几类疾病都要控制热量。一般来讲，痛风患者应该将热量控制在1553.5~1792.5千卡之间。

适量摄入蛋白质

过多地摄入蛋白质会使嘌呤的合成量增加，并且蛋白质代谢产生含氮物质，可引起血压波动。应少吃含脂肪高的猪肉，适当多食含蛋白质较高而脂肪较少的禽类及鱼类。牛奶、鸡蛋含嘌呤很少，可作为蛋白质的首选来源。

不同时期嘌呤食物的选择

处在急性期时，首选嘌呤含量少的食物（100克含量小于50毫克），每天嘌呤的摄入量不超过150毫克；处在缓解期时，可适量食用嘌呤含量中等的食物（100克含量在50~150毫克）；急性期和缓解期都应避免食用嘌呤含量较高的食物（100克含量在150毫克以上）。

嘌呤含量高的食物
（100克含量在150毫克以上）

食物	含量（每100克含量）
鲢鱼	202.4
白带鱼	391.6
牡蛎	239.0
香菇	214.5

| 嘌呤含量中等的食物
（100 克含量在 50~150 毫克） | | 嘌呤含量少的食物
（100 克含量小于 50 毫克） | |
食物	含量（每 100 克含量）	食物	含量（每 100 克含量）
绿豆	75.1	大米	18.1
红豆	53.2	小米	7.3
黄豆	116.5	小麦	12.1
豆腐干	66.5	面粉	17.1
黑豆	137.4	玉米	9.4
猪瘦肉	122.5	白菜	12.6
牛肉	83.7	菠菜	13.3
羊肉	111.5	榨菜	10.2
兔肉	107.6	芹菜	12.4
鸡胸肉	137.4	大葱	13.0
草鱼	140.3	苦瓜	11.3
鲤鱼	137.1	小黄瓜	14.6
银耳	98.9	茄子	14.3

YES 推荐食物

新鲜蔬菜、水果、牛奶

这些食物属于碱性食物，可以促进尿液中尿酸的溶解，增加尿酸排出量，防止形成尿酸结石。

大米、小麦

这些主食类食物嘌呤极少，可多

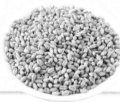

吃。

西蓝花、香蕉

这些食物属于高钾食物，嘌呤含

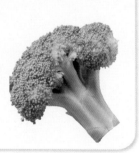

NO 禁忌食物

香菇、牛肉、黄豆

这些食物嘌呤含量相对较高，痛风患者要酌情适量食用。

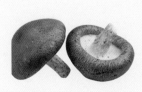

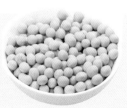

食谱推荐

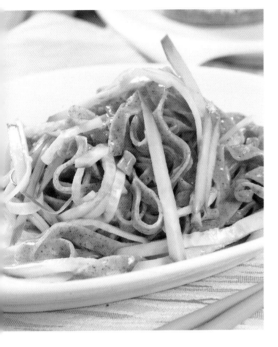

燕麦面拌黄瓜

材料 燕麦面 50 克，黄瓜 50 克。

调料 蒜末、香菜碎各 5 克，盐、鸡精各 2 克，香油 3 克。

做法

1. 燕麦面加适量水和成光滑的面团，饧 20 分钟后擀成一大张薄面片，将面片切成细丝后裹干燕麦面，抓匀、抖开即成手擀面；黄瓜洗净，切丝。

2. 将燕麦手擀面煮熟，捞出过凉。

3. 将黄瓜丝放在煮好的燕麦面上，加入盐、鸡精、蒜末、香菜碎、香油调味即可。

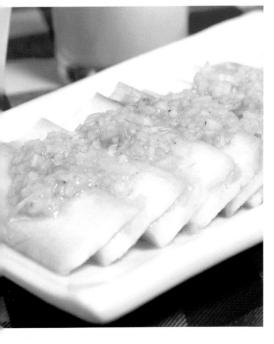

蒜蓉蒸丝瓜

材料 丝瓜 250 克，蒜蓉、盐、白糖、味精、水淀粉、葱花、香油各适量。

做法

1. 丝瓜去皮，切片。

2. 取小碗，放入蒜蓉、盐、白糖、味精、水淀粉、葱花搅拌均匀，制成调味汁。

3. 取盘，码入切好的丝瓜片，均匀地淋上调味汁。

4. 蒸锅置火上，倒入适量清水，放上蒸帘，放入装有丝瓜的盘子，盖上锅盖，待蒸锅内的水烧开后继续蒸 6 分钟，取出，淋入香油即可。

肾病

减少蛋白质的摄入

慢性肾衰竭应在供给足够热能的基础上给予低蛋白饮食，具体供给量要根据血尿素氮、内生肌酐清除率、血肌酐而定。低蛋白饮食的蛋白质来源，一定是动物性蛋白质，且要占蛋白质总量的75%以上。减少植物性蛋白质的摄入量。

低盐饮食

我们吃进去的盐有95%是由肾脏代谢掉的，所以吃盐太多，会加重肾脏的负担。再加上盐中的钠会导致人体水分不易排出，又会进一步加重肾脏的负担，甚至导致肾脏功能减退。

低胆固醇饮食

低胆固醇和多不饱和脂肪酸可改善脂质代谢异常，降低血压和血液黏稠度，防止动脉粥样硬化，这对防止肾小球硬化十分有益。应使饮食中总脂肪含量降至30%，不饱和脂肪酸的摄入量应是饱和脂肪酸的3倍，且使饱和脂肪酸占总热量的10%以下。

充足的热能

充足的热能供给是避免过度分解体内蛋白质的最好方法。这可减轻肾脏负担。热能的来源应从含热能较高又不含蛋白质的淀粉中摄取。最好是麦淀粉。

限磷补钙

严格限制磷摄入量是延缓慢性肾衰竭进展的有效手段。一般磷的每日摄入量应限制在550~600毫克，要注意低蛋白饮食，烹饪时将米、肉和鱼等煮熟后弃汤除磷处理。同时，少量补钙并配合使用活性维生素D，以提高血液中的钙。

营养师叮咛

饮食加运动防治肾病

不良生活方式导致的高血压、高血脂、高血糖等，也会引发肾脏疾病。建立健康的生活方式可以有效降低患肾病的概率，如平衡膳食，坚持低盐、清淡饮食；不暴饮暴食，不吃过多的蛋白质食物增加肾脏负担；适当多饮水，不憋尿；坚持体育锻炼，控制体重。

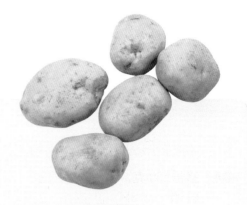

YES 推荐食物

玉米、薏米、燕麦

这些食物富含维生素，尤其是维生素 B_1，可缓解肾阴虚者手脚心发热、无力的症状。

番茄、大枣、西瓜

这些食物富含维生素 C 和铁，适合因长期患有慢性肾炎而发生贫血的患者，既能补充维生素 C，又能促进铁的吸收。

粉皮、土豆、藕粉

这些食物富含碳水化合物，能够提供足够的热量，满足机体需求，而充足的热量供给可以减少蛋白质的消耗，从而减轻肾脏负担，适合慢性肾炎患者食用。

NO 禁忌食物

竹笋

竹笋性属寒凉，含有较多的粗纤维和难溶性草酸钙，不利于营养物质的吸收。肾病患者的食欲较差，营养摄入大部分不足，所以对慢性肾炎及肾功能不全者十分不利。

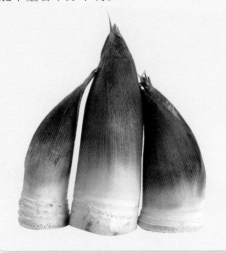

鱼翅

鱼翅含有汞的分量均比其他鱼类高很多。除了汞之外，鱼翅中其他重金属的含量也很高。烹饪并不能去除汞或其他重金属的毒性。鱼翅中的汞和其他重金属进入人体后，很难被排出体外，而是在体内积蓄下来，若人体内重金属含量过高，会损害中枢神经系统、肾脏、生殖系统等。

浓茶

茶叶中富含鞣酸，常喝浓茶可导致肾结石；其次，茶叶中含氟较多，而肾脏是氟的主要排泄器官，如果常喝浓茶，人体中过量的氟会超过肾的排泄能力，导致氟蓄积在肾脏中，从而对肾脏造成损害。

食谱推荐

木耳腰片汤

材料 猪肾 150 克，水发木耳 25 克，高汤、
料酒、姜汁、盐、味精、葱花各
适量。

做法

1. 猪肾洗净，除去薄膜，剖去臊腺，切片；
水发木耳洗净，撕成小片。

2. 锅置火上，加水煮沸，加入料酒、姜汁、
腰片，煮至猪肾颜色变白后捞出，放入
汤碗内。

3. 锅置火上，注入高汤煮沸，下入水发木
耳，加盐、味精调味，煮沸后起锅倒入
放腰片的汤碗里，撒上葱花即可。

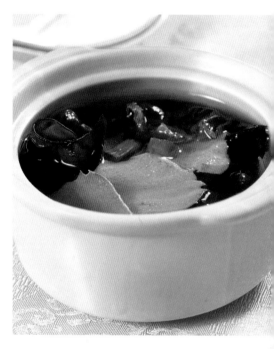

爆炒腰花

材料 猪肾 350 克，尖椒 50 克，葱末、姜
末、水淀粉、酱油、料酒、盐、鸡
精、醋、植物油各适量。

做法

1. 猪肾去膜，去筋，切片，剞花刀，加水
淀粉和少许酱油抓匀，腌渍 10～15 分
钟；尖椒洗净，去蒂除子，切块；取小
碗，加入料酒、盐、鸡精、酱油、醋、
水淀粉搅拌均匀，制成芡汁。

2. 锅置火上，倒油烧至七成热，放腌好的
猪肾滑熟，盛出；原锅倒油烧热，炒香
葱末、姜末，放尖椒略炒，下滑熟的猪
肾，淋入芡汁翻炒均匀即可。

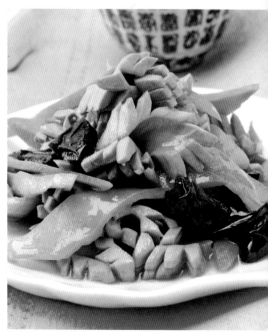

骨质疏松

保证钙的充足摄入

钙是骨质生成的必需材料，所以预防骨质疏松的一大方法就是补钙。当人体缺钙时，骨骼脆性会变大，严重时就会引起骨质疏松。人们常常认为只有到了中老年时期才需要补钙，事实上，从青少年时期每天就应该保证1800毫克的钙摄入量，而怀孕、哺乳和更年期女性的摄入量应达到800～1200毫克。

此外，饭后服用钙片，钙质容易与油类结合形成皂钙，会导致便秘；或者与草酸结合形成草酸钙，容易形成结石，都不利于钙质的吸收。所以应睡前补钙。

补钙的同时要补维生素 D

适当补充维生素 D 能促进钙质的吸收。如果缺乏维生素 D，钙的吸收就只有10%。维生素 D 很大一部分来源于人体自身皮肤的合成，在合成过程中紫外线起到了很大的作用。如果每周能晒2次太阳，每次10～15分钟，再选择推荐食物中的任何一份，就不必担心会缺乏维生素 D 了。

> **营养师叮咛**
>
> 补钙和预防缺钙最好的办法是每天喝一杯牛奶。此外，很多人都认为骨头汤最补钙，就只顾喝汤而不吃肉。其实肉里面的钙含量比汤中的高，所以在喝汤时更要吃肉。

YES 推荐食物

牛奶、谷类

这些食物含丰富的钙质，钙在防治骨质疏松方面具有重要意义，可以增加骨密度，防止骨折。

鱼、蛋黄

这些食物中含有丰富的维生素 D，能够促进钙的吸收。

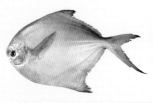

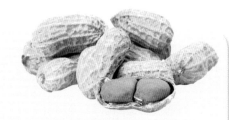

海带、黑木耳、榛子、花生

这些食物是天然的补钙佳品，而且所含的钙在人体内的吸收率很高。

猪瘦肉、豆类

这些食物富含蛋白质，而蛋白质是组成骨基质的重要材料。

NO 禁忌食物

咖啡

咖啡中含有的咖啡因能够减少钙的吸收，因此应避免咖啡的过多摄入。

菠菜、苋菜、苦瓜

这些食物含有较多的草酸，可与食物中的钙结合形成不溶于水的草酸钙，影响人体对钙的正常吸收，还可能引起钙质缺乏症。

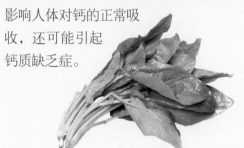

浓茶

浓茶所含的咖啡因可明显遏制钙在消化道中的吸收和促进尿钙排泄，造成骨钙流失，时间长了会诱发骨质疏松。

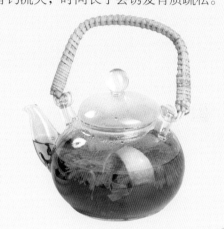

食谱推荐

排骨豆腐虾皮汤

材料 排骨250克，豆腐300克，虾皮5克，洋葱50克，姜片、料酒、盐、鸡精各适量。

做法

1. 排骨洗净，斩段，用沸水汆烫，撇出浮沫，捞出沥干水分；豆腐切块。
2. 将排骨、姜片、料酒放入砂锅内，加入适量水，大火煮沸，转小火继续炖煮至七成熟。加豆腐、虾皮、洋葱，继续小火炖煮至熟，加盐、鸡精调味即可。

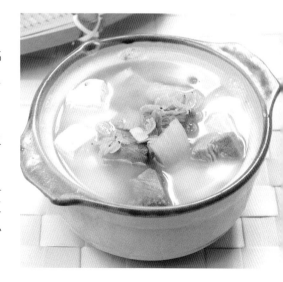

便秘

重点补充膳食纤维

可溶性膳食纤维可以润肠通便，促进消化液分泌，有利于营养的吸收，增加食物残渣，扩充粪便体积，有助于规律排便，缩短有毒物质在体内的存留时间，减少便秘的发生。肠胃不好者如果难以消化谷类和薯类的膳食纤维，可以用绿叶蔬菜和新鲜水果来代替。吃完膳食纤维食物后最好喝杯白开水，可以促进食物中可溶性膳食纤维的溶解和膨胀，这样能更好地发挥其作用。

适当补充 B 族维生素

B 族维生素可促进胃肠蠕动，促进新陈代谢，增强肠道的紧张力，并可消除身体中滞留的水分，可防止大便干结。

水分要充足

对各种类型的便秘者均适合的膳食原则是多饮水，以利通便，可每天晨起空腹喝淡盐水或蜂蜜水，也可选择果汁、菜汤等，利于保持肠道通畅，增加肠道内水分。

营养师叮咛

养成好的生活习惯

保持心情舒畅，每天活动腰部（因为排便中枢在腰部，刺激它可以促进排便），定时排便，锻炼身体（如散步、慢跑、勤翻身等），做腹部按摩（可从右下腹开始向上、向左，再向下顺时针方向按摩，每天 2~3 次，每次 10~20 回），能够有效防止便秘。

YES 推荐食物

芹菜、韭菜、糙米、燕麦
这些食物含纤维较多，能促进胃肠蠕动，加速排便。

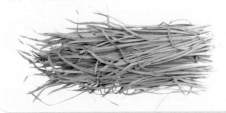

芝麻、核桃仁、杏仁
这些食物含油脂较多，有润肠作用，可帮助排便，防治便秘。

豆类、绿叶蔬菜
这些食物富含 B 族维生素，可促进肠道肌肉张力的恢复，对通便很有帮助。

菌藻类

菌藻类食物膳食纤维含量高，且含有多种微量元素。每天食用两种菌藻类食物，可以促进大肠杆菌的代谢。最好与富含动物性蛋白质的食物搭配食用。

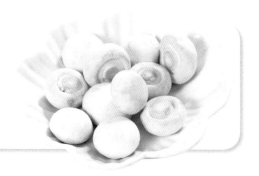

NO 禁忌食物

柿子、石榴、莲子

这些食物收敛固涩，食用后可使肠蠕动减弱，导致大便难以排出。

辣椒、芥末、酒

这些食物易使人上火，从而消耗体液，使大便干硬，加重便秘。

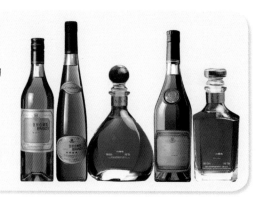

食谱推荐

醋腌藕

材料　藕 150 克，糖、盐、醋、香油各适量。
做法

1. 将藕洗净，去皮，横切成薄片，然后在沸水中焯 30 秒。
2. 放适量糖、盐、醋和香油，与藕搅拌均匀即可。

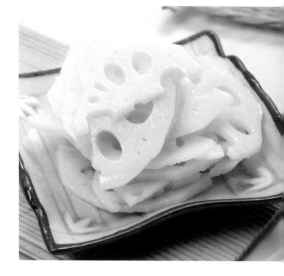

腹泻

低渣饮食

　　大多数腹泻者在腹泻时可能会选择进食后容易在肠道内留下残渣的食物，认为这样可以促进粪便形成，加快腹泻痊愈。其实，腹泻者应该先选择低渣饮食，从而减少粪便对肠道的刺激，使肠道得到充分的休息。

及时补充水分

　　腹泻会造成水分流失，严重时甚至脱水，所以腹泻期间一定要及时补充水分，可以选择饮水、果汁或菜汤。

补充维生素和矿物质

　　腹泻期间可溶性的维生素和矿物质会被大量带走，导致身体营养缺失，严重时甚至会引发其他疾病，所以一定要及时补充维生素和矿物质。

恢复期饮食

　　腹泻完全停止时，食物应以细、软、烂、少渣、易消化为宜。如食欲旺盛，就少食多餐。少吃甜食，因为糖类易发酵致使肠内胀气。肠道发酵作用很强时，可吃些淀粉类食物。每天都应吃些维生素C含量丰富的食物，还可饮用强化维生素C的果汁，以保证足够的维生素C供应。

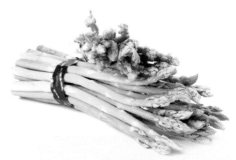

YES 推荐食物

糯米、扁豆、莲子、山药
这些食物可以补中益气止泻，适用于脾虚型腹泻。

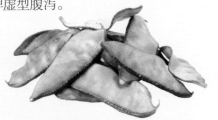

芦笋、黄豆、猪瘦肉
这些食物富含B族维生素、维生素C和铁，能补充因腹泻所流失的营养。

苋菜、草莓、茶叶
这些食物可以清热祛湿，利水止泻，适用于湿热型腹泻，尤其适宜夏季食用。

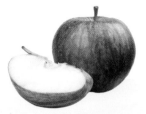

苹果

苹果含有大量有机酸和果胶，具有很好的收敛和抑菌除菌的作用，对轻度腹泻有良好的效果。

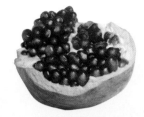

石榴

石榴含有生物碱、苹果酸等成分，有收敛、杀菌功效，具有较好的止泻作用。

NO 禁忌食物

韭菜、芹菜、糙米

这些食物含粗纤维较多，刺激肠蠕动，加剧腹泻病情。

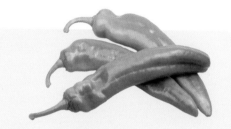

牛奶、豆浆

这些食物会使肠内胀气，加重腹泻。

辣椒、冷饮

这些食物会刺激肠壁，加剧腹泻。

食谱推荐

苹果海带汤

材料 海带、猪瘦肉各 50 克，苹果 100 克，姜片、盐各适量。

做法

1. 海带洗净，用清水浸泡 2 小时；猪瘦肉洗净，切块，用沸水焯一下，捞起；苹果洗净，去皮去核，切成块。

2. 锅内加适量水，大火煮沸，放入海带、猪瘦肉、苹果和姜片，继续煮沸后转小火炖 40 分钟左右，下盐调味即可。

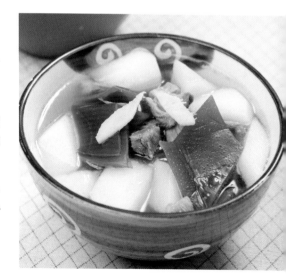

失眠

补充足够的 B 族维生素

维生素 B_2、维生素 B_6、维生素 B_{12}、叶酸及烟碱酸具有助眠作用。维生素 B_{12} 可以维持神经系统的健康、消除烦躁不安。烟碱酸常被用来改善因忧郁症而引起的失眠。而维生素 B_6 可以帮助制造血清素，这种物质和维生素 B_1、维生素 B_2 一起作用，恰恰可以让色胺酸转化为烟碱酸。

摄取足够的钙和镁

钙和镁并用，是天然的放松剂和镇静剂。香蕉及坚果类中富含镁元素，失眠患者可以适量食用，但不宜过多，以免带来不适。

晚餐不要吃太多，不要吃辛辣食物

晚餐吃太多，会让人有饱腹感，甚至会胀气，结果错过最佳睡眠时间，从而导致睡眠质量差或者整夜不眠，尤其是老年人一定要注意。辛辣食物会造成胃部灼热，使人上火，从而影响睡眠，因此还是不吃为妙。

营养师叮咛

缓解失眠的小方法

保持愉快乐观的情绪和规律的生活；睡前听听轻缓的音乐或看看书，并营造一个舒适的睡眠环境；保证居室的空气流通，可帮助入眠；睡前泡个热水澡，可使身体和神经放松，有促进睡眠的作用。

YES 推荐食物

香蕉、牛奶、小米

这些食物中含有色氨酸，色氨酸能够让人放松，减缓神经活动而引发睡意，被认为是天然的安眠药。

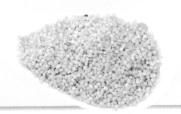

绿叶蔬菜、牛肉、蛋类

这些食物能够提供 B 族维生素，可以消除疲劳，帮助集中注意力，还能抑制过分兴奋的交感神经，改善失眠和精神不稳定。

燕麦、玉米、番茄

这些食物中的松果体素是人体大脑中与睡眠质量密切相关的物质。

牡蛎、鱼

人体缺失锌、铜会影响脑细胞的能量代谢及神经系统的调节，使内分泌系统处于兴奋状态，因而辗转难眠。这些食物能够提供锌和铜。

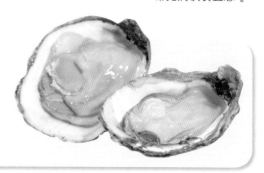

NO 禁忌食物

咖啡、茶

咖啡因会刺激神经系统，使呼吸及心跳加快、血压上升、精力充沛。它还会减少具有催眠作用的褪黑激素的分泌。过量饮用茶，会引起神经系统兴奋，从而影响睡眠。

南瓜子

南瓜子中所含的南瓜子氨酸有刺激中枢神经的作用，可引起兴奋，影响睡眠。

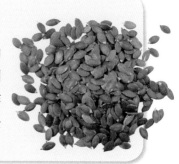

🍽 食谱推荐

牡蛎煎蛋

材料 去壳牡蛎 50 克，鸡蛋 1 个，葱花 5 克，盐 3 克，花椒粉少许。

做法

1. 牡蛎洗净；鸡蛋洗净，磕入碗内，打散，放入牡蛎、葱花、花椒粉、盐，搅拌均匀。

2. 锅置火上，倒入适量植物油，待油烧至六成热，淋入牡蛎鸡蛋液，煎至两面呈金黄色，撒上葱花即可。

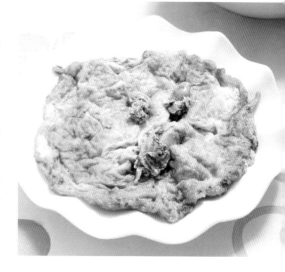

咳嗽

风寒咳嗽饮食

　　风寒咳嗽的特点是以干咳为主，声重紧闷不爽，咽痒，咳痰清稀，鼻塞流清涕，舌苔白，恶寒发热、头痛等。宜吃辛温散寒或化痰止咳的食物，忌吃生冷黏糯滋腻的食物。宜选择吃些清淡的、可口的、有营养的饮食；还要多喝水、多吃水果。饮食要规律，一日三餐荤素搭配好，少吃零食。

风热咳嗽饮食

　　风热咳嗽的特点是咳痰黄稠，咳声洪亮，鼻塞涕稠或浊，咽痛发热。风热咳嗽者忌食温热滋补食物，宜吃具有清肺化痰止咳作用的食物。饮食宜清淡、爽口，避免油炸、烟熏，以蒸煮为主，不可过咸、过甜，不吃含糖和油脂较多的食物，多选择富含维生素 C 的食品。

营养师叮咛

儿童咳嗽需注意

　　不要给体质虚弱的孩子食用补品；咳嗽期间宜选择易于消化的食物；如果有痰，宜多喝温热的饮料，最好是温开水或温的牛奶、米汤等。

YES 推荐食物

百合、白萝卜

具有清肺止咳的功效，且鲜百合中含黏液质，有镇静止咳的作用，可增强上呼吸道免疫力，中医常用其治疗肺燥或肺热咳嗽等症。

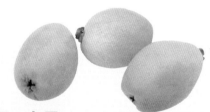

枇杷、白果

传统中医认为，枇杷、白果有清肺、润燥、止咳的功效。枇杷能够止咳主要是因为其含有苦杏仁苷，能够提高肺功能，增强抗病能力。白果有止咳平喘、补肺益肾、敛肺气的功效。

银耳、山药

这些食物有润滑和滋润呼吸道的作用，止咳效果好。

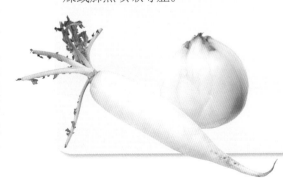

雪梨

雪梨所含的配糖体及鞣酸等成分能祛痰止咳，对咽喉有良好的养护作用，尤其是梨皮，止咳的作用更好。而且雪梨还含有机酸、B族维生素、维生素C及丰富的水分，有清心润肺功效。

动物肝脏、鸡蛋、牛奶

这些食物富含维生素A，能保护呼吸道黏膜。

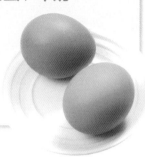

NO 禁忌食物

带鱼、螃蟹、虾

这些海鲜类产品中的蛋白质是最主要的异性蛋白过敏源，可引起过敏性咳嗽。

辣椒、冷饮

冷冻、辛辣食品会刺激咽喉部，使咳嗽加重。

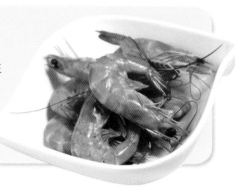

食谱推荐

鲜藕百合枇杷粥

材料　鲜藕、鲜百合、枇杷各30克，小米10克。

做法

1. 先将藕、百合、枇杷洗净，藕去皮，切片；枇杷去皮、去核。
2. 锅内加适量水，放入藕，加入小米一同煮。
3. 待米将熟时，加入百合、枇杷一起煮沸，然后转小火煮成羹即可。

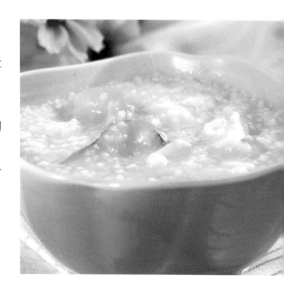

上火

上火一般是吃出来的

　　火是中医的说法，且中医认为，大多数的上火是吃出来的，比如过度进补、吃太多温热的食物和肉类等，都会出现上火的现象，如嘴角长疱、口苦、口腔溃疡、便秘。既然很多火都是吃出来的，那么通过饮食调理也可以减轻这些症状。

多吃偏凉的食物

　　绝大多数蔬菜、水果，比如藕、黄瓜、冬瓜、梨、西瓜等，它们性质寒凉，具有生津润燥、败火通便的作用。还可多喝开水、纯果汁饮料、豆浆、牛奶等饮品，可以养阴润燥，弥补损失的阴津。

YES 推荐食物

草莓、西瓜、苦菊

这些食物能够清暑、解热、除烦、补气固肾、健脾清火。

芥蓝、柚子、番茄

这些食物可以解毒祛风、除邪热、解劳乏、清心明目、清热化痰、健脾消食、清热解毒、平肝去火。

莲子心

性寒、味苦，有清心、去热的功效，可以辅助调养心火亢盛所致失眠、烦躁等。

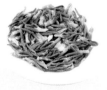

苦瓜

性寒、味苦，具有清热去心火、利尿凉血的功效。对于心火旺盛的人来说，吃苦瓜可以去火静心。

蜂蜜

润燥、解毒、润肠通便。

牛奶、豆类、苦瓜

这些食物富含B族维生素，能够促进咽喉炎症部位的修复，并促进炎症的消退。

NO 禁忌食物

煎炸食品、辣味食物

煎炸的食品一定要少吃，如炸鸡腿、炸里脊、炸鹌鹑等都不应多吃，因为这些食物会助燥伤阴，加重火气对人体的伤害。大蒜、葱、辣椒等辛辣食物则会发散伤肺，一定要少吃。

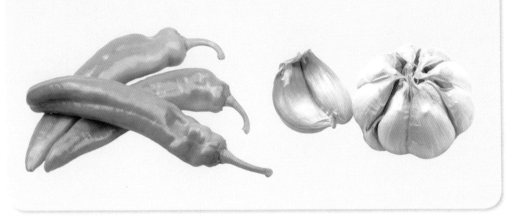

食谱推荐

凉拌苦菊

材料 苦菊 200 克，油炸花生米 50 克，陈醋、蒜末、白糖各 5 克，盐 3 克，鸡精、芝麻油各 1 克。

做法

1. 苦菊去蒂，洗净，沥干水分。
2. 将陈醋、蒜末、白糖、盐、鸡精、芝麻油调成汁。
3. 将苦菊与油炸花生米放入容器内，倒入做好的调味汁，搅拌均匀，装入盘中即可。

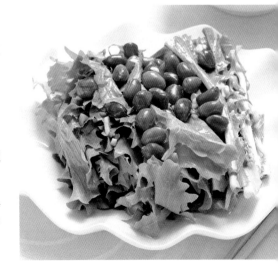

贫血

补铁

铁离子是合成血红蛋白的重要元素，补铁对贫血患者尤为重要。在补铁的同时，还要补充维生素 C、铜等，以促进身体对铁元素的吸收。

摄入充足的叶酸

叶酸是制造红细胞必需的营养素，平时可以多吃一些谷类和深色蔬菜。柑橘类水果中含有丰富的叶酸，贫血患者尤其是有贫血征兆的孕妇更应该适量多食用一些，不仅能缓解贫血症状，还有助于胎儿的智力发育。

营养师叮咛

预防孩子贫血，应以食补为主，重视饮食营养的合理调配，做到饮食多样化。对于有贫血表现的孩子，要给他们适当多吃些瘦肉、猪肝、猪肾、猪血、鸡血，因这些食物含血红素铁较多；还要吃些牛奶、蛋类、鱼虾、香菇、紫菜、红枣、核桃、苹果、橘子和新鲜的绿叶蔬菜，可使贫血现象得以改善。一般无需再给孩子吃含铁药剂。因为铁剂补得太多，会引起剧烈呕吐、腹泻，出现脱水、酸中毒，严重者甚至可致心肌损害，反而有害健康。即使孩子有贫血症状，也应去医院检查，明确诊断后，在医生指导下对症治疗。

创造饮食酸性环境

医学研究发现，铁质在酸性环境中容易被吸收。而贫血患者一般胃酸都比较少。所以，在日常的饮食中应该多吃些酸性和带酸性的水果，增加胃内酸的成分，促进铁质的吸收和利用。

科学安排食物的结构和配餐

尽量采用多样化饮食，菜肴要常变花样，如主食除米、面外，应经常变换食用，能刺激患者的食欲，也能使食物之间的营养素合理搭配，提高食物的营养价值，帮助纠正贫血。

选择正确的烹调方式，预防贫血

如淘米次数不可过多，煮粥不要放碱，新鲜蔬菜要现买现做，大火快炒等。贫血病人的食物烹调时，应该把饭菜做软、做烂，以利于消化，减轻贫血病人的肠胃负担。

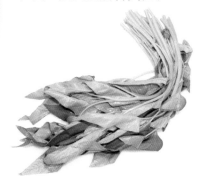

YES 推荐食物

猪肝、猪瘦肉、蛋黄

这些食物含大量的铁质，能够提高血色素，预防缺铁性贫血。

菠萝、草莓、猕猴桃

这些食物富含维生素 C，能够促进铁质吸收，防治贫血。

猪肉、牛肉

这些动物性食物中，富含血红素铁，血红素铁是饮食中铁元素的一个主要来源，并且在被人体吸收的过程中不受其他膳食的影响。

红枣、黑木耳

这些食物含有丰富的铁，铁是制造血红蛋白的重要原料，可有效防治贫血。

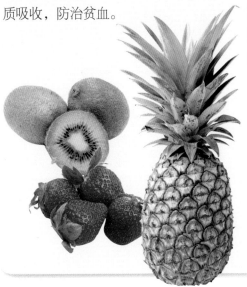

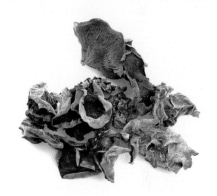

NO 禁忌食物

浓茶

餐后不宜饮用浓茶，因为铁易与茶中的鞣酸结合生成沉淀物，影响人体对铁的吸收。

牛奶

奶类会阻碍铁的吸收，不宜和含铁的食物一起食用。

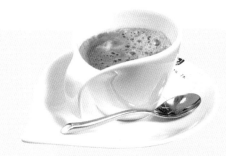

咖啡、可乐

这些饮料中所含的单宁会阻碍身体对铁的吸收。

食谱推荐

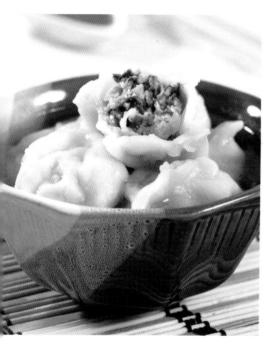

猪肉韭菜水饺

材料 面粉 250 克，猪肉、韭菜各 150 克，鸡蛋 2 个，葱末、姜末、香油、盐各适量。

做法

1. 猪肉洗净，剁成末；韭菜择洗干净，切末；鸡蛋打入碗中，搅散成蛋液；猪肉末加盐、适量水和匀，再放韭菜末、葱末、姜末、鸡蛋液、香油搅匀成馅。

2. 面粉用温水和匀，揉成条，揪剂子，擀成饺子皮，将馅料包入饺子皮中，以开水煮熟即可。

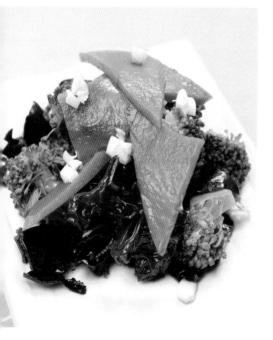

西蓝花拌木耳

材料 西蓝花 200 克，水发木耳 20 克，胡萝卜 20 克，蒜蓉、醋、糖、酱油、香油、盐各适量。

做法

1. 木耳择去根蒂，撕成小块；西蓝花洗净，切小段；胡萝卜洗净，切片；将蒜蓉、醋、糖、酱油、香油、盐放入碗中，调成酱汁。

2. 锅内倒入水，大火烧开，放入西蓝花焯约 1 分钟，捞出过凉；然后把木耳和胡萝卜也分别放入沸水中焯烫，过凉。

3. 将西蓝花、木耳及胡萝卜彻底沥干水分，放入碗内，再将提前备好的调味酱汁淋在上面即可。

胃溃疡

细嚼慢咽

咀嚼可以促进唾液分泌，咀嚼次数越多，唾液分泌就越多。唾液具有消化食物及杀灭细菌的作用，既可以帮助消化又有助于保护胃黏膜。

食物温度要"不烫不冷"

吃得太凉会刺激胃，引起胃黏膜收缩，从而影响胃的功能。如果饮食过热，对消化道和胃黏膜都是一种损伤，会使胃黏膜保护作用降低，使胃黏膜血管扩张，严重的甚至还会导致胃黏膜出血。

忌食过多辛辣食物

辣椒、大蒜、生姜等辛辣食物，少量食用有开胃、助消化的作用，还可以增加胃黏膜血流量，加快胃黏膜代谢。但是，食用过多则会起反作用。

比如辣椒，过多的辣椒素会剧烈刺激胃肠黏膜，使黏膜充血、水肿、发炎、溃疡、穿孔甚至癌变，诱发各种胃肠疾病。其他辛辣食物也有同样的作用。因此，正常人食用辛辣食物也要控制量，凡患食管炎、胃溃疡以及痔疮等病者则应忌食辛辣食物。

能够保护胃黏膜的营养素

营养素	功效	食物来源
维生素A	维生素A有助于增强免疫系统，参与胃内上皮组织的正常代谢，可保护胃黏膜	胡萝卜、西蓝花、菠菜
维生素E	维生素E有助于食物的消化与分解，可缓解肠胃压力；能促进溃疡面的愈合；可抑制幽门螺旋杆菌的生长，使溃疡病愈合后的复发率降低	植物油、坚果
硒	硒能有效抑制活性氧生成，清除体内自由基，阻止胃黏膜坏死，促进黏膜的修复和溃疡的愈合，预防胃炎、胃溃疡等消化系统病变	鸡肉、海鱼、黑豆

YES 推荐食物

胡萝卜、西蓝花、菠菜、小米

维生素 A 有助于增强免疫系统，参与胃内上皮组织的正常代谢，可保护胃黏膜，对胃溃疡有预防和辅助治疗作用。

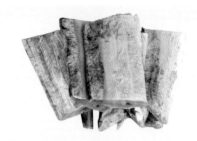

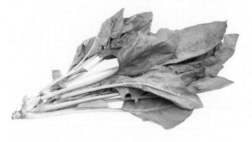

鸡肉、海鱼、黑豆

硒能有效抑制活性氧生成，清除体内自由基，阻止胃黏膜坏死，促进黏膜的修复和溃疡的愈合，预防胃炎、胃溃疡等消化系统病变。

植物油、坚果

维生素 E 有助于食物的消化与分解，可缓解肠胃压力；能促进溃疡面的愈合；可抑制幽门螺旋杆菌的生长，使溃疡病愈合后的复发率降低。

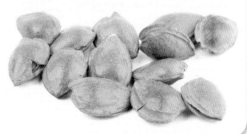

NO 禁忌食物

高温食物

吃高温食物容易损害消化道，烫伤黏膜。

辛辣刺激性食物

咖啡，浓茶，辛辣、生冷食物等刺激性食物会使胃黏膜受损，加重病情。

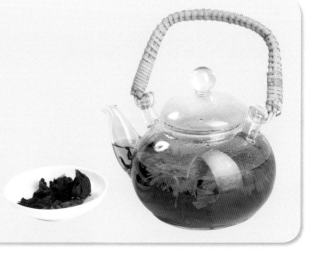

食谱推荐

酱肘爆炒圆白菜

材料 圆白菜300克，酱肘子100克，生抽5克，葱花、盐、干红辣椒各3克。

做法

1. 圆白菜洗净撕成片；酱肘子切片。
2. 锅内倒油烧热，爆香干红辣椒，下葱花和酱肘片翻炒，倒入圆白菜继续翻炒熟。
3. 倒入生抽，放盐调味即可。

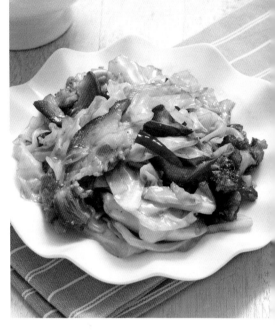

香椿拌豆腐

材料 豆腐200克，香椿100克，盐、芝麻油各4克。

做法

1. 豆腐洗净，放入沸水中焯烫，捞出，晾凉，切小块，装盘；香椿洗净，放入沸水中焯一下，捞出，立即放凉开水中过凉，捞出，沥干，切碎，放入豆腐中。
2. 在香椿、豆腐中加入盐、芝麻油拌匀即可。

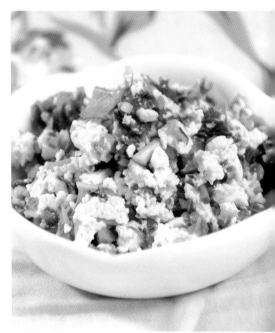

癌症

膳食纤维是"人体的抗癌卫士"

膳食纤维有"人体的抗癌卫士"的称号，它可以清洁消化壁、增强消化功能，同时有助于排出食物中的致癌物质和有害物质，并且可以像抗氧化物那样清除体内的自由基，从而有效预防癌症的发生。

维生素要足量

维生素 C、维生素 B_2、维生素 E 等，可以起到抵消、中和、减低毒素、致癌物质的作用，增强机体的免疫系统和结缔组织功能，达到防癌的作用。

多蔬菜少脂肪

每日蔬菜的摄入量应达到 350 克，因为蔬菜中含有的植物性化学成分具有抗氧化作用，如番茄中的番茄红素、西蓝花中的类黄酮物质、大蒜中的大蒜素、胡萝卜中的胡萝卜素等，都可以抑制自由基氧化形成，阻断致癌物质与人体细胞结合。但要注意的是，不可只吃一种蔬菜，应该多种蔬菜混合食用，这样才能全面摄入营养成分。

另外，要控制脂肪的摄入，脂肪过多会加重乳腺癌和大肠癌的发生率，因此应少吃肥肉、油炸食品等。

生物类黄酮不可少

生物类黄酮是一种对人体十分有益的植物性营养素，它可以阻止致癌物质与细胞相结合，因此有抗癌的功效。另外，它还可以稳定维生素 C 在人体中的活性，具有抗菌、抑菌的作用，同时具有消炎的作用。

生物类黄酮主要的食物来源有柑橘类水果、樱桃、葡萄、番木瓜、哈密瓜、甜瓜、李子、西蓝花及红酒等。

大蒜素——抗癌明星

大家都知道大蒜有抗癌的功效，但其实真正发挥抗癌功效的是大蒜所含的大蒜素成分。大蒜素可以降低人体胃液中亚硝酸盐的含量，从而降低患胃癌的风险。另外，由于大蒜素能防止自由基的形成，所以，它还能抑制皮肤癌、结肠癌、食道癌、鼻咽癌以及肝癌等癌症的发生。大蒜素除了存在于大蒜中外，还存在于洋葱中。

YES 推荐食物

粗粮及豆类食物

含有丰富的膳食纤维，有助于致癌物质和有害物质的排出，起到抗癌作用。

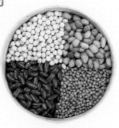

番茄、绿色蔬菜、水果

这些食物含有丰富的维生素 C，能起到排毒、防癌的作用。

经发酵的乳制品

这是含维生素 B_2 丰富的食物，可降低酒精中毒患者肝癌的发病率。

植物油、谷类

这是含维生素 E 丰富的食物，能降低腹腔注射甲基胆蒽引起皮肤肉瘤的发生率。

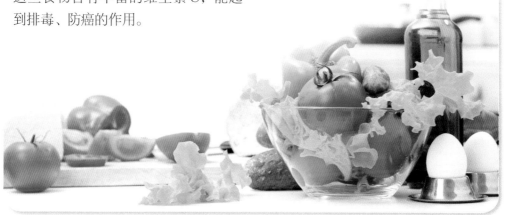

NO 禁忌食物

烟酒、熏肉、烤肉

含有亚硝胺类物质，易引发人体脏器肿瘤，尤其是食道癌。

油炸食物

油煎饼、臭豆腐、煎炸芋角、油条等，因多数是使用重复多次的油，高温下会产生致癌物。

腌制食物

这些食物进入人体后，在转化过程中会代谢出一种致癌物质，所以应该少吃。

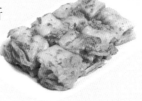

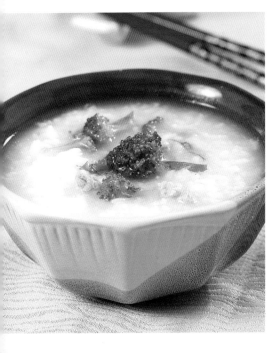

西蓝花粥

材料　大米50克，西蓝花、肉末各25克，盐3克，鸡精2克。

做法

1. 西蓝花洗净，掰成小朵，放在锅中煮。
2. 开锅后，把淘洗干净的米和肉末下锅煮至米粒熟烂，加入盐、鸡精拌匀即可。

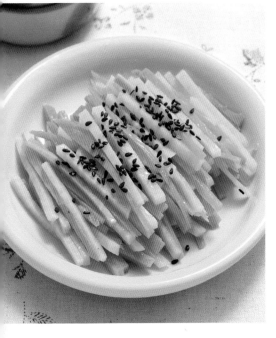

红薯拌胡萝卜丝

材料　红薯200克，胡萝卜150克，盐3克，白糖10克，鸡精、芝麻油、黑芝麻各2克。

做法

1. 红薯去皮，洗净，切丝；胡萝卜洗净，切丝。
2. 将红薯丝和胡萝卜丝分别放入沸水中焯烫至熟，捞出沥干水分，混合放入容器内，加盐、白糖、鸡精、芝麻油拌匀，撒上黑芝麻即可。

PART 4

四季养生
饮食宜忌

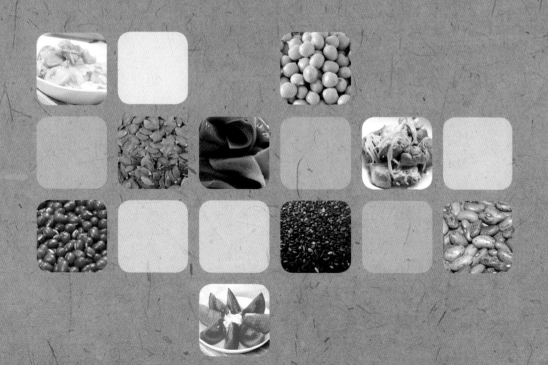

春季

春季早期饮食

常说的早春时期为冬春交换之时，天气仍然寒冷，人体消耗的热量较多，所以宜于进食偏于温热的食物。可多选择热量较高的主食，并注意补充足够的蛋白质。饮食除米、面、杂粮之外，可适当增加一些豆类、乳制品等。早餐时最好喝些牛奶，主食则要适量。午餐主食摄入量可高于早餐，并补充一些肉类和青菜，若有汤水更好。晚餐食用的主食和肉类应少于午餐，青菜、蛋类的摄入不可或缺，并可服用汤、粥等。

春季中期饮食

春季中期为天气变化较大之时，气温骤冷骤热，变化较大，可以参照早春时期的饮食进行。在气温较高时可增加青菜的量，减少肉类的食用。

春季晚期饮食

春季晚期为春夏交换之时，气温偏热，所以宜于进食清淡的食物。饮食原则为选择清淡的食物，并注意补充足够的维生素，饮食中应适当增加青菜。早餐可喝些豆浆，并食用适量青菜。午餐要求与早春时差不多，青菜食用量可酌情增加，最好喝些菜汤。晚餐少吃鱼肉，多吃些青菜和汤、粥。

春季饮食因人而异

老年人：切不可饥腹多食，饮食要易消化。不吃或尽量少吃生冷食物，胃寒者早晚喝点姜糖水，既可暖胃又能防治感冒。

儿童和青少年：春季应供给孩子充足的钙、维生素 C 和矿物质，奶类、蛋类、鱼类、动物肝脏、豆类，以及各种蔬菜、水果、坚果等都可供选择。

身体虚弱者：除日常进食外，需要选择适当的滋补中药来调养。

感冒患者：饮食要清淡、易消化，尽量以流食或软食为主，多喝水，多吃瓜果蔬菜或喝些果蔬汁，忌刺激性食物。

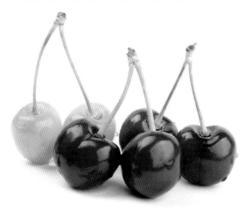

YES 推荐食物

葱、姜、蒜

这些食物具有杀菌功效，可预防春季最常见的呼吸道感染性疾病。

瘦肉、蛋类、牛奶

这些食物味甘性平，且富含蛋白质、维生素和矿物质，可养肝护肝。

红枣、山药、芡实

这些食物可以护肝、健脾胃，还有滋补身体、增加气血、预防春困的功效。

蜂蜜、大枣、酸奶

春季是过敏症高发的季节，这些食物具有抗过敏的功效，可预防春季最常见的过敏性鼻炎等过敏疾病。

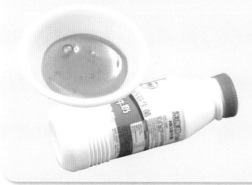

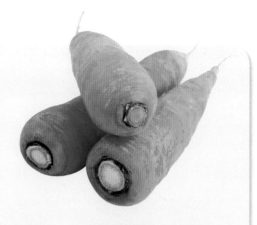

胡萝卜、苋菜等黄绿色蔬菜

这些食物可以提供维生素 A，具有保护上呼吸道黏膜和呼吸器官上皮细胞的功能，可抵抗各种致病因素的侵袭。

韭菜

韭菜被誉为"春菜第一美食"，因为春天人体肝气易偏旺，会影响脾胃的消化吸收功能，多吃韭菜可增强人体的脾胃之气，对肝也有益处。

水

喝水可增加循环血容量，有利于养肝和排出代谢废物，可减轻毒物对肝的损害。此外，补水还有利于腺体的分泌，尤其是胆汁等消化液的分泌。另外，适量饮茶可提神解困。

NO 禁忌食物

虾、螃蟹

这些食物容易使人过敏，导致出现各种过敏症状。

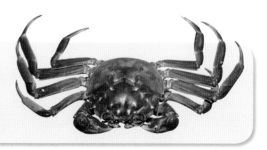

食谱推荐

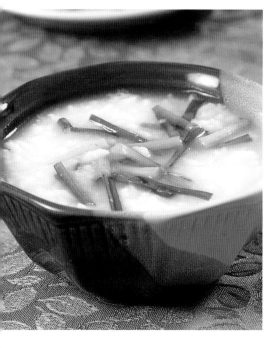

韭菜粥

材料 大米 100 克，韭菜 200 克。

做法

1. 韭菜择洗干净，切段；大米淘洗干净。
2. 先将大米倒入锅内，加清水煮沸，再加入韭菜，同煮成粥即可。

小妙招

韭菜切开遇空气后，味道会加重，所以应在烹调前再切较合适。

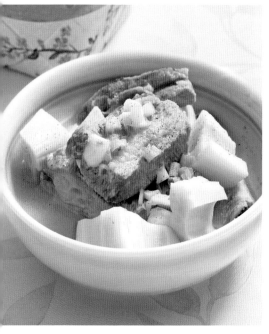

莲藕炖排骨

材料 莲藕 250 克，排骨 400 克，料酒 15
克，葱末、姜末、蒜末各 10 克，盐
5 克，胡椒粉少许。

做法

1. 排骨洗净、切块；莲藕去粗皮和节，洗净、切块。
2. 锅置火上，倒油烧至六成热，放入姜末、蒜末爆香，倒入排骨翻炒至变色，加入料酒炒匀，加适量开水、莲藕块，大火烧开后转小火炖 40 分钟，加盐和胡椒粉调味，撒葱末即可。

小妙招

炒排骨时要加开水，凉水会使肉受冷紧缩，影响口感。

子姜烧鸭

材料　鸭 400 克，子姜 50 克，料酒 10 克，
　　　　蒜片、盐各 4 克，花椒 1 克，味精、
　　　　香油各少许。

做法

1. 鸭洗净切块，用料酒和少许盐腌渍 10 分
钟；子姜洗净切丝。
2. 锅置火上，倒油烧至五成热，下花椒、
蒜片、子姜爆香，倒入鸭块，加料酒、
盐继续翻炒，加适量清水焖烧。
3. 待鸭肉熟软入味后，点味精、香油调味
即可。

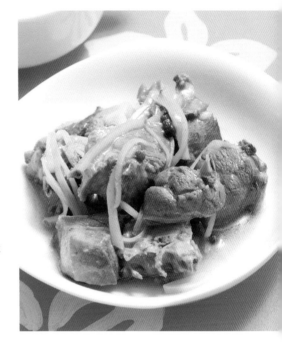

蛋黄焗山药

材料　山药片 200 克，咸鸭蛋黄碎 2 个，
　　　　盐 2 克，鸡蛋液 60 克，面粉适量。

做法

1. 鸡蛋液加面粉、盐和少许水调成面糊；
山药片裹上面糊，炸至金黄色捞出。
2. 油锅烧热，放咸鸭蛋黄碎炒至起沫，倒
入山药片炒匀即可。

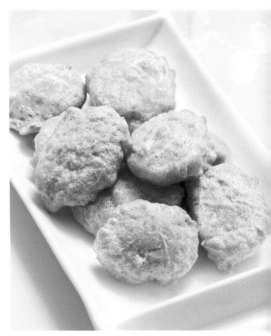

夏季

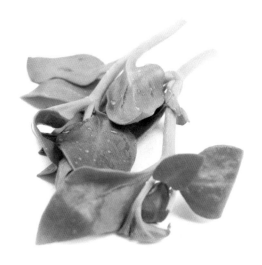

饮食以清淡、清凉、清补为宜

在高温条件下，人体组织蛋白分解增加，可多食用植物蛋白质。其次要补充维生素，因为热环境下维生素代谢增加，汗液排出水溶性维生素增多，尤其是维生素C。蔬菜、水果中都含有丰富的维生素。此外，还要补充水和无机盐，水分的补充最好是少量、多次，这样可使机体排汗减慢，减少人体水分蒸发量。

及时补钾

夏天出汗多，随汗液流失的钾离子也较多，由此造成的低血钾现象会引起倦怠无力、头昏头痛、食欲缺乏等症状。

正确补水

夏天需要补水，但必须掌握好喝水的技巧。一要适当地喝一些淡盐水，以补充人体大量出汗带走的无机盐。二要喝水少量多次。口渴时不能一次猛喝，应分多次喝，且每次饮用要少量，以利于人体吸收。三要避免喝冷饮。夏季气温高，人的体温也较高，喝下大量冷饮容易引起消化系统疾病。

应选易消化的食物

应少吃些肉，肉不容易消化，在胃中停留时间长，容易使人感到腹胀，不思饮食，宜选清淡、爽口、易消化的食物。另外，人在夏季爱出汗，体内水分蒸发过多，消化液分泌大为减少，加上喜食冷冻食品等因素，胃肠消化功能减弱，如果再吃些不易消化的肉食，势必会加重胃肠负担，影响消化。

不同人群的饮食

老年人：清淡饮食，及时补水；避免生冷瓜果，以免消化不良；禁食冷饮。

女性和儿童：清淡饮食，少油腻，补充足够的水；多喝鲜榨果蔬汁；禁食或少食冷饮。

中暑患者：及时补充足够的水；多吃蔬菜及富含优质蛋白质的食物。

腹泻患者：禁食生冷的食物，不生食果蔬，注意饮用水的卫生。

YES 推荐食物

苦瓜、黄瓜、西瓜

这些食物性寒凉，可以清热泻火、排毒通便、消暑益气，非常适合在炎热的夏季食用。

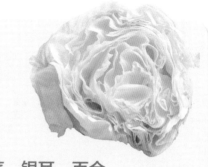

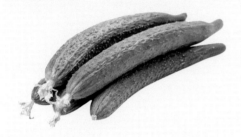

鸡肉、猪瘦肉、牛奶、豆制品

夏气通心，这些食物富含蛋白质、矿物质、维生素，可养心。

生菜、银耳、百合

暑热容易耗伤人体津液正气，应多吃这些可清热生津、补充人体津液的食物。

绿豆

绿豆性凉味甘，有清热解毒、止渴消暑、利尿的功效，夏季常喝绿豆汤或者绿豆粥可防中暑。

莲子

莲子味苦，可清心火、养心神，对高血压、高血脂患者十分适合，还可预防冠心病。

大蒜、洋葱

夏季是肠道疾病多发季节，这些食物含有丰富的植物广谱杀菌素，对各种细菌、病毒有杀灭和抑制作用，可有效预防肠道疾病。

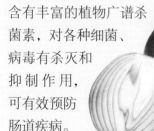

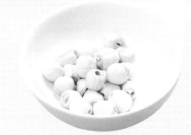

NO 禁忌食物

肥肉、油炸食品、羊肉

这些食物燥热、太过肥腻，不但易使人上火，而且会让人胃口不好。

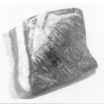
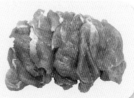

食谱推荐

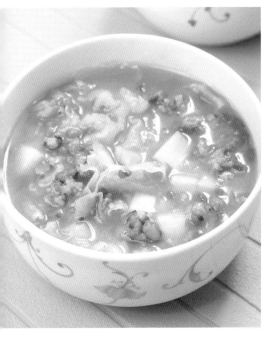

甜脆绿豆粥

材料 西瓜皮、绿豆各 200 克，银耳 1 朵，冰糖适量。

做法

1. 西瓜皮洗净，削去绿衣，刮去内壁的红肉，切成小块；绿豆洗净，泡水 3 小时；银耳洗净，去硬蒂，泡软，撕成小朵备用。
2. 锅中倒水，放入绿豆和银耳，大火煮开，转小火煮至绿豆开花、软烂，加西瓜皮及冰糖再煮 1~2 分钟即可。

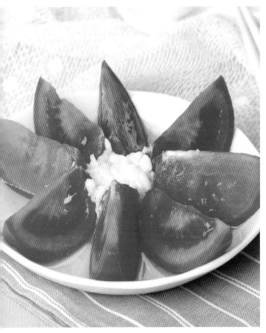

冰汁番茄

材料 番茄 400 克，鸡蛋清 1 个，冰糖 120 克。

做法

1. 番茄洗净，去皮，切瓣；鸡蛋清打散。
2. 锅内倒清水，放冰糖熬化，加蛋清，再分两次舀入清水，去浮沫，糖汁收浓后，离火，稍凉后浇在番茄瓣上即可。

小妙招

如果将冰糖换成白糖，番茄洗净切瓣后，加入白糖，就是最家常的糖拌番茄。

美极洋葱

材料 洋葱350克,美极鲜酱油、醋各10克,盐3克,鸡精、香油、香菜叶各少许,鲜汤适量。

做法

1. 洋葱剥去外皮,一切为二,然后切丝,盛入盘中。

2. 将鲜汤、美极鲜酱油、醋、盐、鸡精、香油倒入碗中调成味汁,浇在洋葱丝上拌匀,放入香菜叶即可。

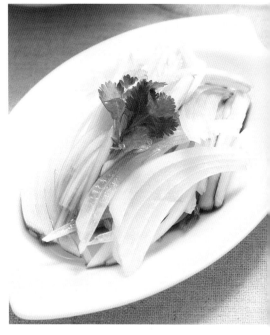

金针菇拌黄瓜

材料 金针菇、黄瓜各150克,葱丝、蒜末、酱油、白糖、陈醋、香油各适量。

做法

1. 金针菇去根,洗净,放入沸水中焯透,捞出,晾凉,沥干水分;黄瓜洗净,去蒂,切丝。

2. 取小碗,放入葱丝、蒜末、酱油、白糖、陈醋、香油拌匀,兑成调味汁。

3. 取盘,放入金针菇和黄瓜丝,淋入调味汁拌匀即可。

小妙招

凉拌金针菇时,除了用冷水浸泡,还要用沸水焯一下,可分解其所含有的秋水仙碱。

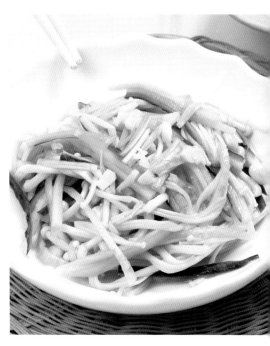

秋季

注意补充维生素

体内缺乏维生素 C 和维生素 B_1 是引起"秋乏"的重要原因；缺乏维生素 A 和维生素 B_2 可导致口干舌燥、皮肤干裂，所以进食富含维生素的蔬菜水果，对于秋季养生保健十分有益。

防止"秋膘"过剩

秋季天气凉爽，人的胃口也好了，而且秋季食材丰富，可选择性大。这时要注意"贴秋膘"宜有度，否则很容易造成脂肪堆积、能量过剩，尤其是"三高"患者及体虚老年人更需要注意。另外，秋季要忌生冷食物，谨防消化不良。

食物要清淡多水

秋季天高气爽，空气干燥，气温逐渐降低，湿度逐渐下降，天气忽冷忽热，变化急剧。因此，平时要多饮水，以维持水代谢的平衡，防止皮肤干裂、邪火上侵。另外，要多吃蔬菜、水果，以补充体内维生素和矿物质，中和体内多余的酸性代谢物，起到清火解毒之效。

高蛋白、低脂肪饮食

多吃豆类等高蛋白植物性食物，少吃油腻之物。秋季饮食上要尽可能少吃辛味食物，不宜多吃烧烤，以防加重秋燥症状。应贯彻"少辛多酸"的原则，肺主辛味，肝主酸味，辛味能胜酸，故秋季要减辛以平肺气，增酸以助肝气，以防肺气太过胜肝，使肝气郁结。

早晨最好喝些粥

秋季，尤其是初秋时节，不少地方仍然是湿热交蒸，以致脾胃虚弱，抵抗力下降。这时，若能吃些温食，特别是喝些粥，对身体很有好处。其原因是，作为药膳重要成分的大米或糯米，均有极好的健脾胃、补中气的功能。

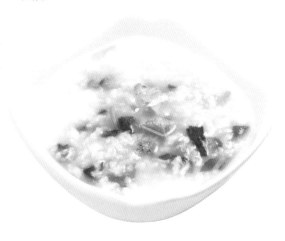

YES 推荐食物

甘蔗、橄榄、芝麻、核桃

这些食物可以起到滋阴润肺、防燥养血的作用。

蛋黄、猪肝、胡萝卜、南瓜

这些食物富含维生素A或胡萝卜素，有润肺、保护呼吸器官、预防哮喘发作的功效。

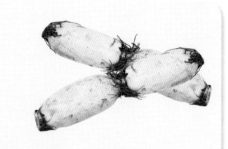

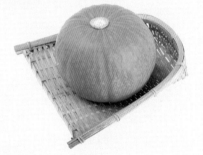

莲藕、白萝卜、杏仁

秋天气候干燥，易伤肺，这些食物能滋阴润肺，起到保养肺部的作用。

山药

山药含有大量的黏液蛋白、维生素，能有效阻止血脂在血管壁上沉淀，预防心血管疾病。秋季吃山药有健脾益胃、滋肾益精、益肺止咳的功效。

百合

秋季由于气候干燥，空气中缺乏水分，人们常会口鼻干燥、渴欲不止、皮肤干燥，甚至出现肺燥咳嗽，百合可润肺止咳、清心安神，十分适合秋季食用。

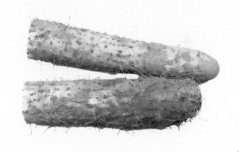

NO 禁忌食物

辣椒、酒

这些都是辛味食物，食性燥热、味道辛辣，容易加重"秋燥"症状。而且，辛味食物吃得过多，会使肺气更加旺盛，从而伤及肝气。

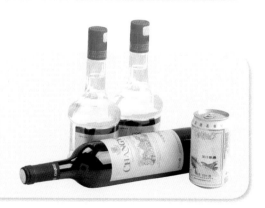

食谱推荐

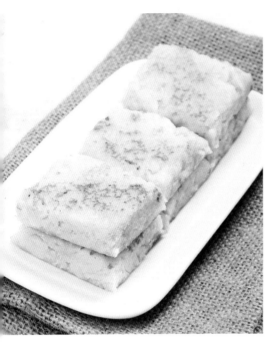

山药饼

材料　山药泥500克，面粉150克，盐适量。

做法

1. 山药泥加面粉、盐搅匀。
2. 电饼铛预热后倒油，倒山药泥，盖好电饼铛盖子，摁"煎饼"菜单，煎至两面熟透，切小块即可。

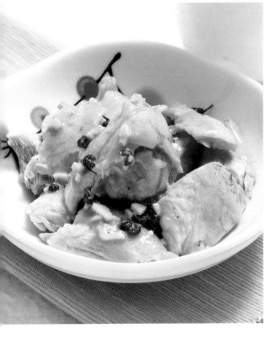

怪味鸡

材料　鸡腿300克，熟白芝麻5克，芝麻酱20克，葱段、姜片、蒜末、姜末、醋、白糖、料酒各5克，香油、盐各3克，花椒2克。

做法

1. 鸡腿清洗干净；将花椒、姜末炸香制成花椒油。
2. 将鸡腿、葱段、姜片、料酒加清水烧开，改小火煮20分钟后捞出，过凉水，洗净切块。
3. 芝麻酱用凉开水调开，加醋、白糖、盐、香油、蒜末、花椒油调匀，淋在鸡肉上，撒熟白芝麻即可。

板栗烧白菜

材料　白菜段 250 克，板栗肉 100 克，盐、
　　　　葱花各 3 克，水淀粉、高汤各适量。

做法

1. 板栗肉放油锅炸至金黄色捞出。
2. 锅中倒油烧热，放葱花炒香，下入白菜
   煸炒，放盐、板栗，加高汤烧开，焖 5
   分钟，用水淀粉勾芡即可。

小妙招

板栗要用油炸，不要煮，否则易碎。

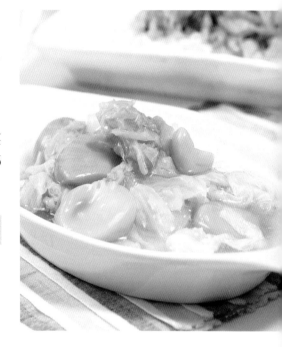

山药莲藕桂花汤

材料　山药 200 克，藕 150 克，桂花 10 克，
　　　　冰糖 50 克。

做法

1. 藕去皮，洗净，切片；山药去皮洗净，
   切片。
2. 锅内放适量清水，先放入藕片，大火煮
   沸后，改小火煮 20 分钟，然后将山药放
   进锅中，用小火继续煮 20 分钟，加入桂
   花，小火慢煮 5 分钟，最后放入冰糖，
   煮至溶化即可。

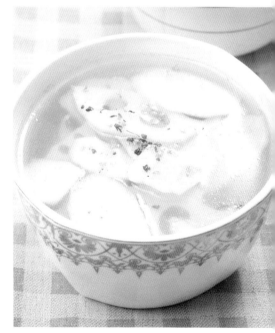

冬季

应以增加热能为主

胖人不怕冷的说法是有科学道理的，因为碳水化合物和脂肪能够提供足够多的热量，帮助机体御寒。但是脂肪摄入要适度，尤其是老年人，因其新陈代谢慢，脂肪易堆积，过多摄入脂肪容易诱发高脂血症等疾病。另外，还应补充含优质蛋白质的食物，以增加人体的耐寒和抗病能力。

注意维生素的补充

冬季蔬果可选择性小，种类少，人体容易维生素摄入不足。而且，冬季寒冷的气候使人体氧化功能加强，机体维生素代谢发生了明显变化，所以饮食中要及时补充维生素。维生素B_2可以预防冬季口角炎、舌炎等。维生素A能增强人体耐寒力。维生素C则可以提高人体对寒冷的适应能力，对血管具有很好的保护作用。

餐间可加餐，吃些零食

冬季人体对热能的消耗量大，导致疲劳感，尤其是上班族和学生，加餐就变得很必要了。两餐之间吃些鱼片、坚果、酸奶、麦片是不错的选择，这些零食所含的蛋白质和碳水化合物会使血糖升高，让人精神好，感觉振奋，从而提高工作或学习效率。

不同地域要区别对待

西北地区天气寒冷，宜进补温热之品，如牛肉、羊肉等；而长江以南地区相对温和得多，进补应以平补为主，可适当增加鸡、鸭、鱼类；地处高原山区，雨量较少且气候偏燥的地带，则应吃甘润生津的果蔬、冰糖为宜。

特殊人群的饮食

关节痛患者：病情易复发，应少吃鱼；禁食冷食；可用一些中草药做药膳或者茶饮，如当归、白芍等。

心肌梗死患者：冬季是进补的好时节，宜多吃有营养的补益食品，忌油腻，限盐；忌浓茶等刺激性饮料，禁酒；可用一些补药做药膳，如阿胶、人参、麦冬、炙甘草等。

老年人：补充充足的优质蛋白质；补充钙、钾、铁等元素，多吃如虾、猪肝、香蕉等食物；忌油腻，不要吃含脂肪过多的食物。

YES 推荐食物

猕猴桃、橙子、番茄

冬季是感冒高发季节，这些食物富含维生素C，能改善体质，增强人体免疫力，预防感冒。

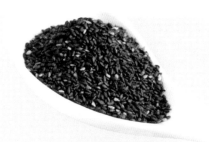

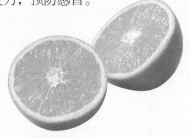

羊肉、黑米、黑芝麻

这些食物富含脂肪、蛋白质、碳水化合物、维生素等，能暖中补虚、益肾养肝，是冬季的御寒佳品。

鸡蛋、鱼类、牛奶、豆类

这些食物富含蛋白质，可为人体提供热量，抵抗严寒，适合冬季食用。

白萝卜

白萝卜含有丰富的维生素A、维生素C等各种维生素，可提高免疫力，还有润肺止咳功效，可缓解冬季常见的燥热痰多、肺部不适等症，还能下气宽中、消积导滞、滋养肌肤。

芝麻、腰果、栗子

冬季应以保养肾脏为主，这些食物具有补益肾脏、填精补髓的作用，非常适合在冬季食用。

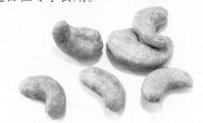

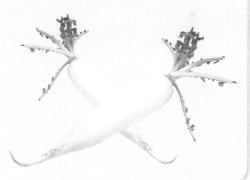

NO 禁忌食物

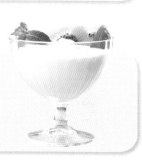

冷饮、螃蟹、生黄瓜

这些食物性寒凉，损伤人体阳气，进食后增加体内寒气，易引起手脚冰凉及腹痛等不适。

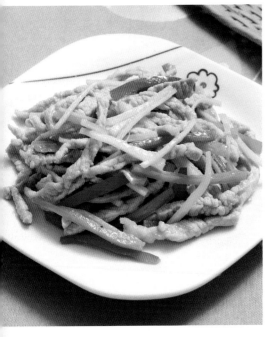

子姜炒羊肉丝

材料 羊肉250克，子姜100克，青椒、红椒各30克，葱丝、料酒、盐、醋、味精各少许。

做法

1. 羊肉洗净，切丝；子姜洗净，切丝；青椒、红椒均洗净，去蒂、去子，切丝，将羊肉丝放入碗内，加料酒和盐腌渍10分钟。
2. 锅置火上，倒油烧至七成热，下姜丝炒香，将羊肉丝、青椒丝、红椒丝和葱丝下锅煸炒，烹入料酒，加盐和味精调味，最后淋少许醋即可出锅。

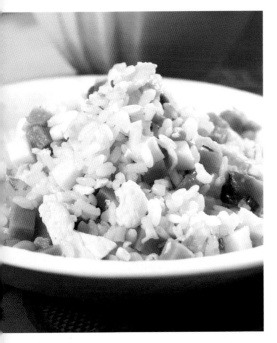

扬州炒饭

材料 大米100克，净虾仁50克，火腿丁20克，熟青豆10克，鸡蛋1个，葱花5克，盐、淀粉各4克，料酒、胡椒粉各适量。

做法

1. 鸡蛋分开蛋清和蛋黄，将蛋黄打散；净虾仁加蛋清、料酒、盐、淀粉拌匀，放油锅中滑熟，盛出，控油。
2. 净锅倒油烧热，倒蛋黄液拌炒，加葱花炒香，放米饭、火腿丁、虾仁、青豆翻炒，加盐、胡椒粉翻炒均匀即可。

小妙招

炒饭时，最好用冷饭。如饭粒较硬，炒前往饭上喷少许水，再用手抓松就可以了。

PART 5

不同人群
饮食宜忌

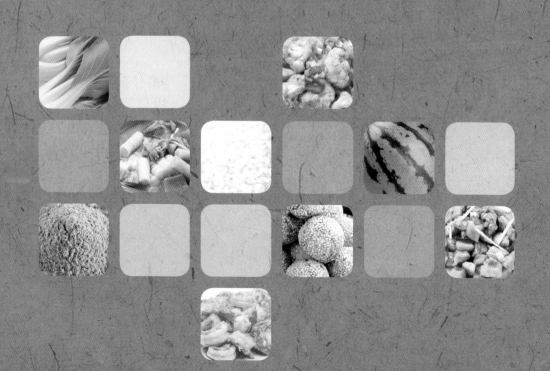

孕妇

孕早期（孕1月~孕3月）想吃就吃、重点补叶酸

处于孕早期的准妈妈大多受妊娠反应困扰，胃口不佳。这个阶段可以多选择自己喜欢的食物，以增进食欲。对于油腻、抑制食欲的食物，大可不必勉强吃下去。

叶酸关系到胎儿的神经系统发育。若怀孕时缺乏叶酸，容易造成胎儿神经管的缺陷，如无脑儿或脊柱裂，并且发生兔唇、腭裂的机会也会升高。许多天然食物中含有丰富的叶酸，各种绿色蔬菜及动物肝肾、豆类、水果、奶制品等都富含叶酸。

孕中期（孕4月~孕7月）有针对性补营养

孕中期是胎儿迅速发育的时期，处于孕中期的准妈妈体重迅速增加。这时，准妈妈要补充足够的热能和营养素，才能满足自身和胎儿迅速生长的需要。当然，孕妇也不能不加限制地过多进食。过度进食不仅会造成准妈妈身体负担过重，还可能导致妊娠糖尿病的产生。

孕晚期（孕8月~孕10月）大力储存营养

这一时期为最后的冲刺阶段，营养的储存对准妈妈来说尤为重要。安全、健康、合理的饮食，是胎儿健康出生的必要前提。最后3个月是胎儿生长最快的阶段，孕妇的膳食要保证质量、品种齐全。应做到：

1.饮食保证质量、品种齐全。

2.适当增加热能、蛋白质和必需氨基酸的摄入量，适当限制碳水化合物和脂肪的摄入（即减少米、面等主食的摄入量），少吃水果，以免胎儿长得过大，影响顺利分娩。

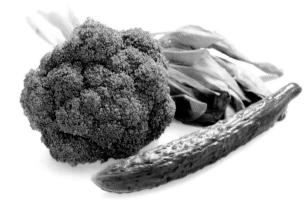

3. 增加钙和铁的摄入。

4. 注意控制盐分和水分的摄入量，以免发生水肿，甚至引起孕毒症。

5. 对于一些热量高的食物，如白糖、蜂蜜等甜食宜少吃，以防止食欲降低，影响其他营养素的摄入量。

6. 多选择体积小、营养价值高的食物，如动物性食品；减少营养价值低而体积大的食物，如土豆、红薯等。

怀孕周数	器官系统发育	所需营养素
7 周	面部器官开始发育，手臂和腿萌出嫩芽	蛋白质、钙、铁、铜、维生素 C
9 周	脑细胞发育，肌肉中的神经开始分布	脂肪、蛋白质、钙、维生素 D
12 周	骨骼迅速发育，可以做许多动作和表情；大脑快速发育	钙、维生素 D、B 族维生素、维生素 A
15 周	骨骼变得坚硬；汗毛覆盖了整个身躯；耳部处在发育中	钙、磷、维生素 D、B 族维生素、维生素 A
18 周	循环系统、泌尿系统开始工作，肺部发育，听力形成	蛋白质、钙、铁、维生素 A
20 周	视网膜开始形成，对强光有反应，大脑功能分区	蛋白质、亚油酸、钙、磷、维生素 A
23 周	视网膜形成，乳牙牙胚开始发育	维生素 A、钙、磷、维生素 D
26 周	听力发展，呼吸系统开始发育	蛋白质、钙、维生素 D
28 周	外生殖器官发育，听觉神经系统发育完全，脑组织快速增殖	蛋白质、维生素 A、B 族维生素
32 周	肺和消化系统发育完成，身长增长趋缓，体重迅速增加	蛋白质、脂肪、碳水化合物
36 周	各组织器官的发育接近成熟，长出一头胎发	蛋白质、脂肪、碳水化合物
40 周	双顶径大于 9 厘米，足底皮肤纹理清晰	铁

YES 推荐食物

鸡蛋、肉类、牛奶、豆制品

这些食物富含蛋白质，能满足胎儿各个器官生长和分化对蛋白质的需要量。

核桃

在整个孕期中，胎儿的大脑发育有两个关键时期，一是孕40多天时，是脑细胞分化出各种功能的时期；二是孕7月后，是脑细胞数目大量增加的时期，孕妇适当多吃核桃有助于胎儿的大脑发育。

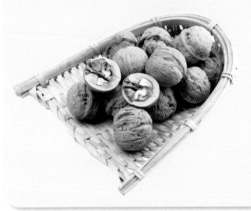

贝类、深海鱼

这些食物富含DHA，对胎儿大脑发育和神经细胞有益。

绿叶菜

绿色蔬菜中富含叶酸，所以要想保证孕早期叶酸的浓度，就要多吃绿色蔬菜。

动物肝脏

动物肝脏中含有丰富的蛋白质、维生素、微量元素等营养素，对促进胎儿的生长分化，维持孕妇的营养健康有很大益处。此外，肝脏中含有的铁既可以预防孕妇贫血，又可以保证血液中养分的运输。但是动物肝脏中的胆固醇含量较高，所以不可过量食用，以每周一次，每次50克左右为宜。

NO 禁忌食物

可乐、咖啡

可乐和咖啡含有咖啡因，会影响胎儿大脑及神经的发育。

山楂、薏米

二者皆是药食同源的食物，可促使子宫收缩，容易引发流产。

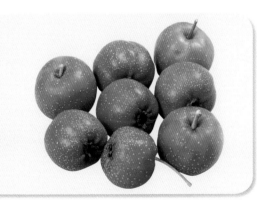

食谱推荐

菠菜炒猪肝

材料 猪肝250克，菠菜100克，水淀粉30克，料酒、醋各10克，葱末、姜末、蒜末、白糖各5克，盐3克，味精适量。

做法

1. 猪肝洗净，切片，加水淀粉、料酒抓匀上浆；菠菜择洗干净，焯水，捞出沥干，切段。

2. 锅置火上，倒油烧至六成热，炒香葱末、姜末、蒜末，放猪肝片炒散，放菠菜、盐、白糖翻匀，调味精、醋，用水淀粉勾芡即可。

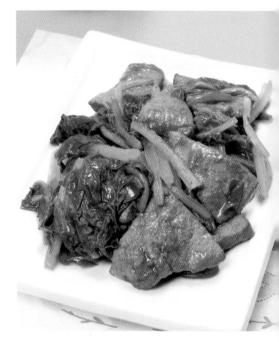

鸡丁烧鲜贝

材料 鸡肉200克，鲜贝150克，鸡蛋1个，冬笋15克，鲜香菇2朵，葱末、姜丝、盐、料酒、水淀粉、植物油各适量。

做法

1. 鸡肉洗净，切小丁；冬笋、香菇洗净，分别切丁；鲜贝切开，入沸水中烫一下。

2. 鸡蛋取蛋清，加水淀粉调成稠糊，倒入鸡丁中抓匀；锅内放适量油，烧至五成热时倒入鸡丁，炒到八成熟时盛出。

3. 锅内留少许油，加葱、姜炝锅，放入冬笋、香菇、鲜贝翻炒，再放盐、料酒、适量水，待开锅后，加入鸡丁，翻炒几遍，用水淀粉勾芡即可。

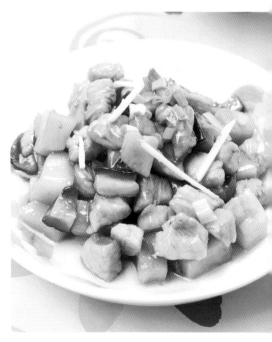

产妇

顺产新妈妈的第一餐

新妈妈第一餐，以补充水分、易消化为主，可进食适量清淡、稀软的食物。分娩后1~2天内，新妈妈的胃口都会不太好，可以吃清淡、有营养、易消化的食物，坚持少食多餐，减少肠胃的负担。

顺产新妈妈产后第3~5天怎么吃

产后第3~5天，新妈妈的饮食可以由流质改为半流质，食物要清淡、有营养、易消化，如米粥、蛋花汤、烂面等。需要注意的是，鸡汤、猪蹄汤有滋补功效，但新妈妈也不能天天吃，否则容易腹胀、腹泻。鱼汤营养丰富，但给新妈妈吃的时候要去掉上层的油，还要注意汤不要过咸。

由于新妈妈要分泌乳汁，所以对水的需要量会有所增加，新妈妈需要大量饮水以补充流失的水分，并且多喝水还能促进肠胃的蠕动。

顺产新妈妈产后第6~7天怎么吃

产后第6~7天，新妈妈可以将饮食恢复正常，可以吃营养丰富的食物，但是依然要以清淡的饮食为主，盐也要少放，鸡精最好不放。

剖宫产新妈妈的一周饮食方案

做过剖宫产手术的新妈妈，手术后6小时内应平卧，禁食。由于麻醉药的作用尚在，对肠胃蠕动有抑制作用，此时盲目进食会导致腹胀。产后24小时内，在经过了术后6小时的禁食后，胃肠功能恢复，可以给予少量的流质食物，如萝卜汤，既能促进肠胃蠕动，又能促进排气、通便，减少腹胀。尽量远离牛奶、豆浆、甜食等胀气食物。

产后2~3天，身体情况有所好转，可以改用半流食，如稀粥、面条等，注意少吃多餐。因为肠胃功能完全恢复大约需要1周的时间，所以一次不能吃太多，否则容易造成腹胀。产后4天，可以像正常产妇一样进食了，但要注意不要太油腻。多吃富含优质蛋白质和维生素C的食物，如蛋、肉、鱼汤、蔬菜等，保持营养均衡，促使大便通畅。

YES 推荐食物

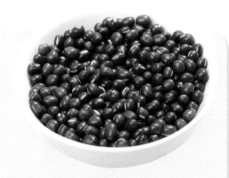

鸡肉、蛋类、奶及奶制品、豆类

产妇在哺乳期间为了保证新生儿的生长发育，每天要分泌大量的乳汁，乳汁里含有蛋白质，所以要保证蛋白质的供应。这些食物中含有丰富的蛋白质。其中，大豆中的蛋白质尤为优质，哺乳期间可以经常食用。

牛奶、小鱼、虾

这些食物含有丰富的钙，可以保证乳汁中钙含量的稳定及母体钙的平衡。

红糖

红糖水可以使产妇的全身温暖。而且，红糖含铁量高，可以给产妇补血。红糖中的矿物质，能够利尿，防治产后尿失禁，促进恶露排出。此外，红糖还有生乳、止痛的效果。

小米、红豆、鲫鱼

这些食物富含铁、B 族维生素和膳食纤维，可滋阴补虚，且易于消化，搭配其他食物一起食用，对于产后体虚的产妇来说最适合不过了。而且，这些食物还具有催乳效果。

黄豆芽、黄花菜

这些食物营养丰富，既可以修复生产时损伤的组织，还可以防治产后出血、产后便秘，消除产褥期腹部疼痛、睡眠不安、面色苍白等症状。

NO 禁忌食物

茶、咖啡

茶和咖啡中的咖啡因可通过乳汁进入婴儿体内，引起婴儿肠痉挛。

油条、油炸食品

这些食物容易造成新妈妈排便困难，不利于排出体内毒素，还会影响乳汁的质量，进而影响宝宝健康。

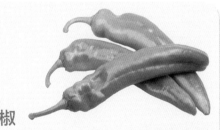

辣椒

辣椒等辛辣食物可使产妇内热上火，口舌生疮，大便秘结或引发痔疮。婴儿吃奶后会引起口腔炎、流口水等毛病。

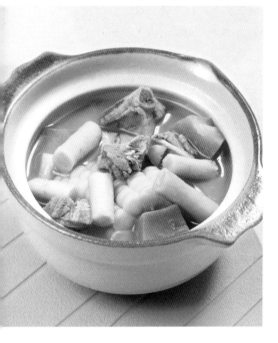

胡萝卜牛蒡排骨汤

材料　排骨 200 克，牛蒡 50 克，玉米 1 个，胡萝卜 50 克，盐适量。

做法

1. 排骨洗净，切段，在沸水中氽去血沫，用清水冲洗干净；牛蒡用小刷子刷去表面的黑色外皮，切成小段；玉米洗净，切小段；胡萝卜洗净，切块。

2. 把排骨、牛蒡、玉米、胡萝卜一起放入砂锅中，加适量清水，没过食材即可；大火煮沸后，转小火再炖 1 小时，出锅时加盐调味即可。

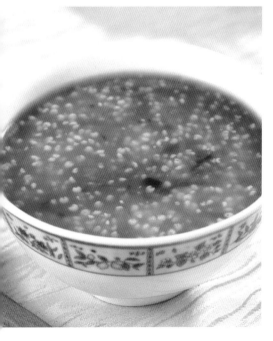

小米红糖粥

材料　小米、大米各 50 克，红糖适量。

做法

1. 小米、大米淘洗干净，用清水浸泡 30 分钟。

2. 锅置火上，倒入大米、小米和适量清水大火烧沸，转小火熬至米粒熟烂，加红糖搅匀即可。

小妙招

小米的淘洗次数以 1~2 次为宜，次数过多会造成营养流失。

小米红豆粥

材料 红豆、小米各 50 克，大米 30 克。

做法

1. 红豆洗净，用清水泡 4 小时，再蒸 1 小时至红豆酥烂；小米、大米分别淘洗干净，大米用水浸泡 30 分钟。
2. 锅置火上，倒入适量清水大火烧开，加小米和大米煮沸，转小火熬煮 25 分钟成稠粥。
3. 将酥烂的红豆倒入稠粥中煮沸，搅拌均匀即可。

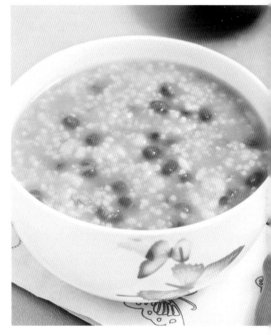

水晶虾仁

材料 虾仁 300 克，鸡蛋清 1 个，姜末、料酒各 5 克，盐 3 克，水淀粉、淀粉、高汤各适量，胡椒粉、花椒粉、小苏打各少许。

做法

1. 虾仁洗净，晾干，用姜末、盐、花椒粉、小苏打和料酒腌渍 10 分钟。
2. 鸡蛋清和淀粉、盐、胡椒粉加水调成糊，加虾仁拌匀，放入油锅中滑散，变色后捞出。
3. 锅烧热后放高汤、盐和胡椒粉烧开，加水淀粉勾芡，倒虾仁翻炒均匀即可。

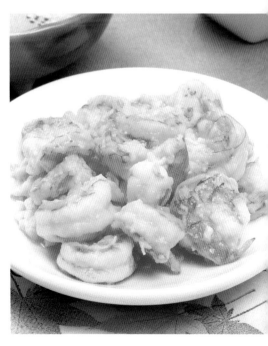

0~3 岁婴幼儿

母乳是最好的营养品

母乳是宝宝成长中最自然、最安全、最完整的天然食物。它含有宝宝成长所需的所有营养和抗体。世界卫生组织（WHO）和联合国儿童基金会（UNICEF）提出，宝宝出生后的最初6个月，纯母乳喂养为最佳喂养方式，并建议妈妈至少坚持12个月。

纯母乳喂养要遵循以下标准：分娩后半小时就开始母乳喂养；出生后6个月内，宝宝除母乳外不得接受任何其他食物、饮料甚至是水，但可服用维生素A和维生素D；母乳喂养应该按需进行，不用分特定时间；不建议使用奶瓶、人造奶头或安抚奶嘴等。

6 个月以上宝宝需加辅食

对于1周岁以内的宝宝，母乳都是最好的食物。但6个月以后，宝宝的消化酶分泌日益完善，为补充乳类营养成分的不足，满足宝宝生长发育的需要，锻炼其咀嚼功能，为断奶做好准备，可以逐步添加辅食。

辅食添加要依照米粉、米糊—蔬菜—水果—肉类的顺序，且应依据从少量到多量、从稀到稠、从粗到细的原则。

1 岁以上宝宝的营养需求

根据我国营养学会推荐的每日膳食中营养素供给量的要求，1岁宝宝每日需热量1050千卡，蛋白质34克，钙600毫克，铁10毫克。

依据供给量的要求，参考各种食物中的营养量，1岁以上的宝宝每天的食物量应该达到如下要求：主食100克，肉、蛋、鱼100克，蔬菜50~100克，水果50~100克。

通常情况下，1岁以上的宝宝每天的吃饭次数为4~5次，每次的吃饭间隔为4小时，这样增加宝宝吃饭次数，并控制其每顿饭不吃太多，能够更好地满足宝宝的营养需要。

不要强迫宝宝吃饭

在吃饭时间因逼宝宝进食而引发吵闹是非常错误的。往往是你越强迫他吃饭，他就会越拒绝吃。相反，在每次吃饭时，应该尽可能变换口味并保证营养。如果他拒绝吃任何食物，这只能证明他还不饿，与其强迫，不如暂时把食物收起来，等他饿了再吃。

YES 推荐食物

虾、蛋黄、肉类

这些食物中含有一种胆碱物质，进入人体后，在脑中转化成乙酰胆碱，可提高脑细胞的功能，促进幼儿智力发育。

胡萝卜、南瓜、西蓝花、菠菜

这些食物富含 β 胡萝卜素，在人体内可转变为维生素 A，能增强幼儿免疫力。

鱼

鱼是优质蛋白的主要来源，而优质蛋白是幼儿生长发育所必需的物质；鱼肉中还富含不饱和脂肪酸，能够提供幼儿生长发育所需的热能。

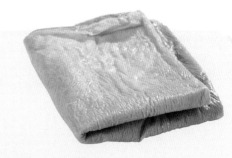

豆类、豆制品

这些食物是优质蛋白和 B 族维生素的主要来源，还富含钙、烟酸和不饱和脂肪酸等，能够促进大脑发育和神经系统健康。

谷类

谷类富含蛋白质、碳水化合物、B 族维生素和钙、锌、膳食纤维等物质，可为幼儿提供活动所需的能量，并维持神经系统功能。

苹果

苹果富含维生素和膳食纤维、碳水化合物，可补脑，并能防止幼儿便秘。

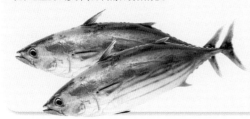

NO 禁忌食物

甜食

甜食易伤害牙齿，而且容易引起小儿肥胖。

碳酸饮料

碳酸饮料会导致体内钙、磷比例失调，影响生长发育。

油炸食品、膨化食品、腌制食品、罐头类制品

这些食物中优质营养含量极低，还含各种添加剂，会造成营养不良。

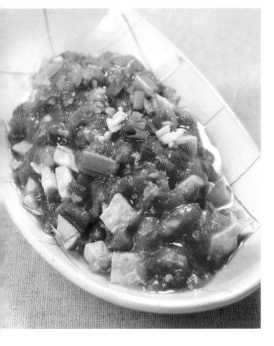

肉末番茄豆腐

材料 南豆腐100克，猪瘦肉10克，番茄20克，蒜泥、葱花、盐、水淀粉、植物油各适量。

做法

1. 南豆腐用水焯一下，切小丁；番茄用热水烫一下，去皮切丁；猪瘦肉洗净，切成肉末备用。
2. 锅中放适量油烧热，下肉末翻炒至变色。
3. 锅中留底油，放入葱、蒜爆香，再放入番茄丁炒成酱状，然后下入肉末、豆腐和盐，略炖片刻，再用水淀粉勾芡即可。

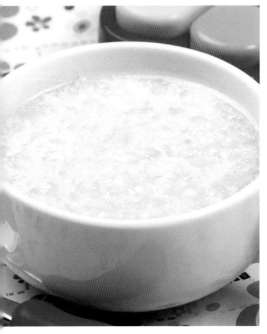

鸡蛋稠粥

材料 鸡蛋1个，大米50克。

做法

1. 大米淘洗干净，加适量水大火煮开，转小火继续熬煮。
2. 鸡蛋磕开，取蛋黄，打散备用。
3. 在米粥熬到水少粥稠时，倒入蛋液，搅拌均匀即可。

小妙招

可以在粥中加点牛奶，能增加营养、改善口感。

牛奶炖西蓝花

材料　西蓝花10克，牛奶2大匙，盐适量。

做法

1. 西蓝花洗净，去茎，掰成小块，沥干水分。
2. 锅中倒入1碗清水煮开，加入西蓝花煮至熟软，捞起，切碎；另起一锅，倒入牛奶煮滚，再加入西蓝花煮开，加盐调味即可。

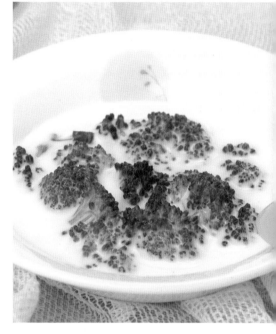

蛋皮鱼卷

材料　鸡蛋2个，鱼肉泥60克，大豆油、葱末、姜汁、盐各少许。

做法

1. 鱼肉泥用葱末、姜汁及少许盐调味，蒸熟；鸡蛋搅散。
2. 小火将平锅烧热，涂一层大豆油，倒入蛋液摊成蛋皮，快熟的时候放入熟鱼泥。
3. 将其卷成卷，出锅后切成小段，装盘食用即可。

> **小妙招**
> 摊鸡蛋皮时，要摊成均匀的薄薄的皮，口感才最好。

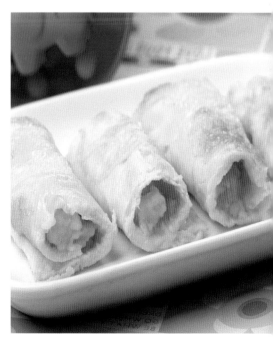

青少年

蛋白质必不可少

蛋白质对孩子的成长发育来说十分重要，高质量的蛋白质不仅能保证孩子的健康，且有助于消化。牛奶、鸡蛋等食物中含有大量优质蛋白质，最好每天都吃，同时还可再吃些鱼、肉、豆类等富含蛋白质的食物。

大豆蛋白就是大豆中所含的蛋白质，是一种植物性蛋白质，备受营养学家推崇。大豆中的蛋白质含量高达35%~40%，而且大豆中不含胆固醇，是很多动物蛋白不可比拟的，被誉为"植物蛋白之王"。

脂肪必须摄入

有些人认为油脂类不易消化，易引起腹泻，因而不敢多给孩子吃。但是，这样反而会影响孩子的生长发育，甚至为以后的健康埋下祸根。

脂肪是人体必需的营养物质，是热量的主要来源。而且，脂肪是脂溶性维生素的良好溶剂，可以促进它们的吸收。脂肪还能增加菜肴的味道，产生特殊的香味，促进孩子的食欲。

可以让孩子适当摄入脂肪，较好的来源有大豆、芝麻、核桃、花生、蓝莓、橄榄油等。

视觉保护神——维生素 A

在维生素 A 充足的情况下，角膜的光洁度增加，眼睛明亮，就会显得神采奕奕。而缺乏维生素 A 时，会引起角膜上皮脱落、增厚或角化，使角膜透明度下降。另外，维生素 A 与蛋白质一样也是视紫质的合成材料，如果缺乏维生素 A，视紫质再生缓慢、暗适应机能减退，就会影响暗视力。胡萝卜、红枣、玉米及黄绿色蔬菜中含量最多。

多吃鱼，补充 ω-3 脂肪酸

ω-3 脂肪酸对神经系统有保护作用，有助于健脑。研究表明，鱼类中富含 ω-3 脂肪酸，每周至少吃一顿鱼特别是三文鱼、沙丁鱼和青鱼的人，与很少吃鱼的人相比较，记忆力要更好。吃鱼还有助于加强神经细胞的活动，从而提高学习和记忆能力。

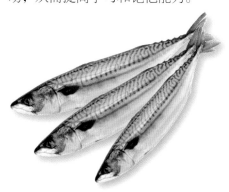

YES 推荐食物

鸡蛋、鱼、花生、核桃

这些食物都是健脑食物，能给大脑带来活力，对增进脑神经功能有重要作用，可提高记忆力和学习能力。

玉米、菜花、西蓝花、红糖

这些食物富含铬，能使眼球渗透压保持平衡，预防近视。

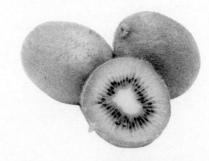

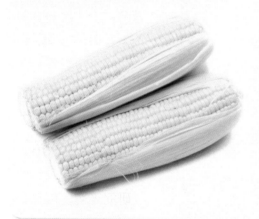

番茄、生菜、猕猴桃、橙子

在体内转变为维生素 A，能增强青少年免疫力。

鸡肝、猪血、蛋黄、黑木耳

这些食物中含有大量的铁，可预防缺铁性贫血，保证青少年的正常生长发育。

猪蹄、猪皮、牛蹄筋

这些食物富含胶原蛋白，能保护变声期男性发音器官的健康。

NO 禁忌食物

汉堡、炸鸡、肥肉

这些食品脂肪含量高、钠含量高，吃多了会增加体重，增加患高血压、糖尿病等慢性疾病的风险。

方便面、奶油、蛋糕

这些食物含反式脂肪酸和食品添加剂，会对青少年中枢神经系统的发育造成不良影响。

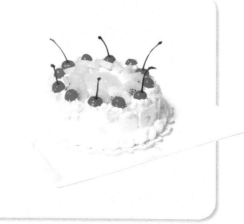

食谱推荐

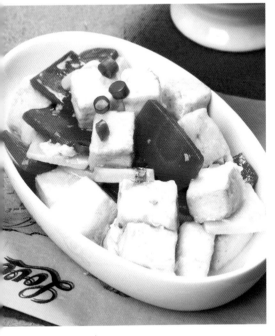

滑炒豆腐

材料　豆腐300克，冬笋、胡萝卜各100克，鸡蛋清80克，葱末、姜末、水淀粉各5克，花椒水10克，盐3克。

做法

1. 豆腐洗净，切小块，加少许盐、花椒水腌渍入味，加鸡蛋清、水淀粉拌匀；胡萝卜、冬笋分别洗净，切片。
2. 锅置火上，放油烧至五成热，放豆腐块、冬笋片、胡萝卜片，滑炒至断生，捞出，控油。
3. 锅留底油烧至七八成热，爆香葱末、姜末；然后加鲜汤烧开，放入豆腐块、冬笋片、胡萝卜片稍炒，加盐调味，用水淀粉勾芡即可。

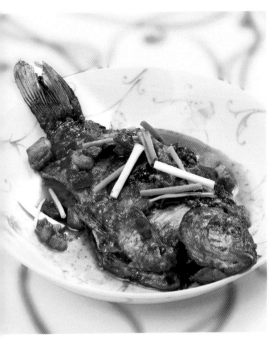

干烧鲫鱼

材料　净鲫鱼400克，肥瘦猪肉50克。
调料　葱段、料酒、酱油、辣豆瓣酱各10克，姜末、醋、白糖各5克，盐4克，淀粉8克，香油1克。

做法

1. 鲫鱼洗净，在鱼身上划几刀，用盐、料酒、淀粉腌渍15分钟；肥瘦猪肉洗净切丁。
2. 锅置火上，倒油烧至七成热，下鲫鱼煎至两面金黄。
3. 锅内留底油加热，下猪肉丁、姜末、辣豆瓣酱炒香，然后加入料酒、酱油、白糖、盐、醋和少许水，烧开后放鲫鱼，开锅后转小火焖5分钟，大火收汁，点香油，撒葱段即可。

金针肥牛

材料　肥牛肉 400 克，金针菇 150 克，红尖椒碎 15 克，高汤 50 克，水淀粉 20 克，淀粉 8 克，盐 5 克，鸡精 3 克。

做法

1. 肥牛肉洗净，切薄片，用淀粉、盐拌匀；金针菇去根，洗净。
2. 锅置火上，倒油烧至六成热，爆香红尖椒碎，加入高汤、肥牛肉片和金针菇，炒至将熟，调入盐、鸡精，再用水淀粉勾芡即可。

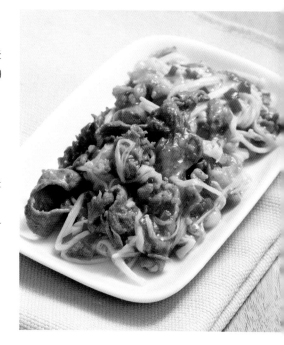

胡萝卜西芹鸡肉粥

材料　大米 100 克，胡萝卜、鸡肉各 50 克，西芹 20 克，盐 3 克，香油 1 克。

做法

1. 大米淘洗干净；胡萝卜洗净切丝；西芹洗净切成末；鸡肉洗净切丝。
2. 锅中放油，油热后放入胡萝卜丝和西芹末翻炒，然后倒入鸡丝炒至发白后盛出。
3. 另起锅，锅中加适量清水，倒入大米，大火煮沸后转小火慢熬，煮至米粥熟烂后加入做法 2 中炒好的菜，再次煮开时加盐和香油调味即可。

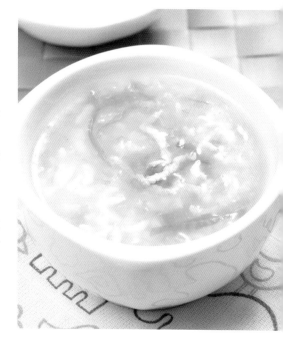

老年人

白天多补充水分

由于尿失禁或是夜间频频如厕的困扰，老年人摄水变少，这样使得原本就有便秘症状的人雪上加霜。所以老人不妨在白天多喝白开水，也可泡一些花草茶变化口味，晚餐之后再减少水分的摄取，这样就可以避免夜间如厕影响睡眠。

少食多餐

老年人咀嚼及吞咽能力都比较差，进食较慢，往往一餐吃得很少。为了保证每天都能摄取足够的热量及营养，老年人不妨少食多餐，在正餐之间另外准备一些点心，如低脂牛奶泡饼干、低脂牛奶燕麦片等，也可以将切成小块的水果或水果泥拌入其他食物中吃。这样既能避免肥胖，又能保证营养。

饮食一定要注意温度

老年人的胃肠道黏膜变薄，腺体和小绒毛逐渐萎缩，对食物的刺激十分敏感，如果进食过烫或过冷的食物，会对胃肠道产生刺激，影响消化功能，使本来就退化的生理机能更加脆弱。

饮食要质地柔软

老年人牙齿不好，应挑选质地较软的蔬菜，像番茄、丝瓜、冬瓜、茄子及叶菜类的嫩叶等，切成小丁块或是刨成细丝后再烹调。吃水果时可选一些质地软的水果，如香蕉、西瓜、水蜜桃、木瓜、芒果等，切成薄片或是以汤匙刮成水果泥慢慢吃。也可将水果打榨成果汁多加些水稀释后食用。

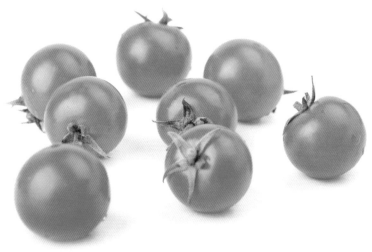

YES 推荐食物

米类、谷类

这些食物含有大量的膳食纤维，能够降低血液胆固醇含量，减少患心血管疾病、直肠癌、胆结石、糖尿病及肥胖症的概率。此外，对于肠胃活动较慢的老年人来说，食用这些食物有利于保持肠道功能健康。

牛奶、奶制品

每天食用富含钙的牛奶或奶制品，既能满足骨骼对钙的需求，还能预防骨质疏松症。不过，最好选用脱脂牛奶。

深海鱼类

深海鱼含有丰富的不饱和脂肪酸，能降低体内胆固醇含量，预防血栓和多种癌症。老年人常吃还可以减轻抑郁情绪并预防失忆及阿尔茨海默病。

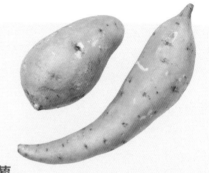

红薯

红薯富含膳食纤维，可促进肠道蠕动，防止老年人常见的便秘症状，还能有效预防癌症。

黄豆、芝麻、花生

这些食物含有丰富的卵磷脂，是乙酰胆碱的重要原料，可以预防老年痴呆。

南瓜、胡萝卜、菜花

这些食物含较多的胡萝卜素（在人体内能转化为维生素 A），有增强免疫力、预防癌症的作用。

NO 禁忌食物

咸菜、腊肉

这些食物含盐量较高，会加重心血管和肾脏的负担，对健康十分不利。

肥猪肉、炸鸡腿

老年人消化系统逐渐衰退，不宜进食高脂肪、高胆固醇食物，以免引发心脑血管疾病。

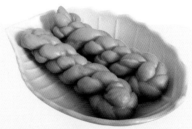

油炸花生米、麻花

这些食物油腻不易消化，给老年人原本脆弱的肠胃增加负担，导致消化不良加重。

食谱推荐

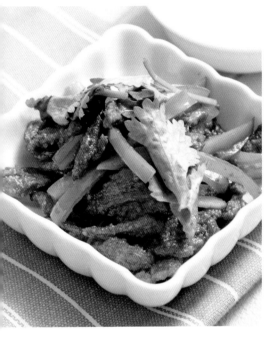

沙茶牛肉

材料 牛肉300克，青椒丝100克，沙茶酱30克，香菜段20克，淀粉、料酒各15克，蚝油、姜末各5克，盐3克。

做法

1. 牛肉洗净，切薄片，加料酒、盐、蚝油、淀粉腌渍入味。
2. 锅置火上，倒油烧至六成熟，放入牛肉片炒至变色，盛起待用。
3. 锅置火上，倒油烧热，爆香姜末，放入青椒丝、盐翻炒，加牛肉片快速翻炒，再加沙茶酱炒匀，撒香菜段即可。

小妙招

腌牛肉的时候已经放了盐，沙茶酱也有咸味，因此炒菜时要少放盐。

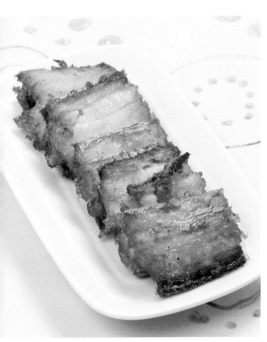

香煎带鱼

材料 净带鱼400克，面粉30克，盐6克，料酒10克。

做法

1. 带鱼洗净切段，用盐、料酒腌渍20分钟。
2. 将腌好的带鱼均匀地裹上面粉。
3. 锅置火上，倒油烧至六成热，下带鱼段用中火煎至两面呈金黄色即可。

小妙招

煎制带鱼段时要注意火候，减少翻动，避免将鱼肉弄碎。

开洋白菜

材料 白菜200克，水发香菇、海米（开洋）、胡萝卜各30克，盐4克，高汤、水淀粉各适量。

做法

1. 白菜洗净，片成片；海米洗净，泡发；香菇洗净，去蒂，切块；胡萝卜洗净，切片。

2. 油锅烧热，炒香海米和香菇，放白菜和胡萝卜片，倒高汤炒熟，加盐，用水淀粉勾芡即可。

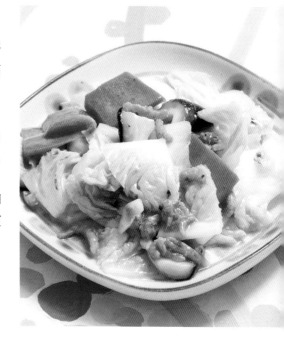

海带腔骨汤

材料 腔骨500克，海带段50克，枸杞子10克，红枣20克，水发香菇3朵，姜片、盐各5克，料酒、醋各10克，香油少许。

做法

1. 将腔骨洗净，切块，焯烫，捞出；香菇洗净，去蒂，切片；枸杞子、红枣洗净。

2. 锅中倒温水，将各种材料（除枸杞子外）放锅中，加姜片、料酒，炖煮熟，放枸杞子、盐、醋煮5分钟，淋香油即可。

小妙招

炖腔骨要用温水，沸水和凉水都会使腔骨的肉质发紧。

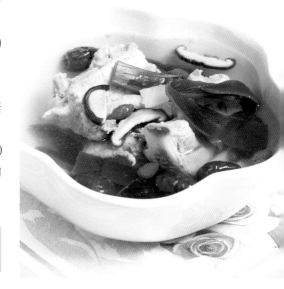

更年期女性

保证矿物质的供应

更年期会使女性生理功能方面发生改变，从而导致钙、镁、钾等矿物质的流失，所以要保证矿物质的供给。钙的充足可以预防骨质疏松，钾能够降低水潴留症状的发生概率，而镁可以舒缓心情，缓解烦躁情绪。

增加B族维生素的摄入量

情绪烦躁、心神不宁、失眠等是更年期常见的症状，此时可以适当增加B族维生素的摄入，因为它能维持神经系统的正常功能、缓解疲劳、促进睡眠。而且，各种B族维生素统一摄入要比单独摄入效果更好。此外，为了缓解心神不宁导致的失眠，可以在补充B族维生素的同时，补充色氨酸，可以起到镇静安神的作用。

摄入不饱和脂肪酸

不饱和脂肪酸，尤其是 ω-3 脂肪酸，一方面可以延缓更年期，另一方面可以降低血液中胆固醇含量，预防肥胖、高血脂、高血压等。补充 ω-3 脂肪酸可多吃亚麻子，亚麻子不仅含有亚麻酸（ω-3 脂肪酸的一种），而且含有木酚素，这是植物雌激素，对延缓和改善更年期有一定效果。

适当补充大豆异黄酮

大豆异黄酮能够弥补30岁以后女性雌激素分泌不足的缺陷，改善皮肤水分及弹性状况，缓解更年期综合征和改善骨质疏松，使女性再现青春魅力。此外，它在改善心血管疾病、抗肿瘤等方面也具有较为显著的功效。

大豆异黄酮还是一种抗氧化剂，能阻止强致癌物氧自由基的生成，并能抑制癌细胞的生长和扩散，抗癌特性也较为突出。

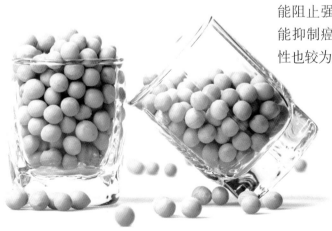

YES 推荐食物

猪瘦肉、坚果

这些食物含 B 族维生素丰富，能减轻更年期常见的疲倦、失眠等不适症状。

牛奶、海带、豆类及其制品

处于更年期的中年人常吃这些食物，对降低胆固醇、预防骨质疏松有益。而且，豆类富含大豆异黄酮成分，可调节人体内的雌激素水平，延缓衰老，缓解更年期不适症状。

番茄、柠檬、猕猴桃

这些食物富含维生素、矿物质及番茄红素，有很好的抗氧化功效，能够延缓衰老、美容润肤。

梨、莲藕

这些食物能缓解潮热汗出、心烦、口渴等更年期不适症状。

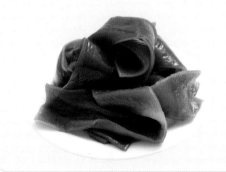

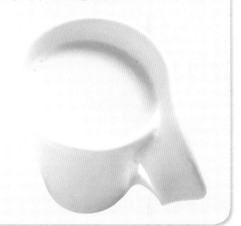

NO 禁忌食物

酒、浓茶

这些饮品为刺激性饮料，会使神经处于极度兴奋状态，加重更年期失眠、烦躁等症状。

奶油、猪油、鱼子

这些食物富含饱和脂肪酸，会加速动脉血管壁硬化的过程，增加处于更年期的人患动脉硬化的危险。

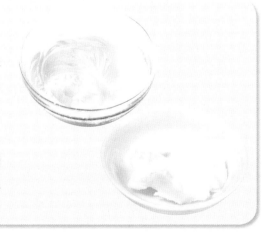

食谱推荐

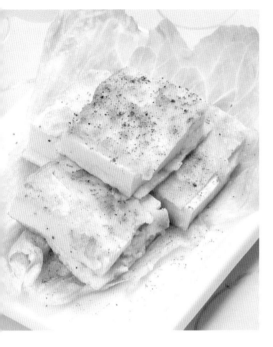

锅贴豆腐

材料 豆腐片300克，鸡胸肉蓉150克，生菜叶30克，鸡蛋清2个，葱末、姜末、料酒、淀粉各5克，盐3克。

做法

1. 鸡胸肉蓉加葱末、姜末、蛋清、淀粉、料酒、盐和水搅成肉糊；豆腐片一面裹匀肉糊下油锅，有肉糊的一面朝下，盖上生菜叶煎黄，翻面稍煎，反复两次，将豆腐煎透。
2. 将剩下的肉糊淋在豆腐周围，煎至金黄色盛出即可。

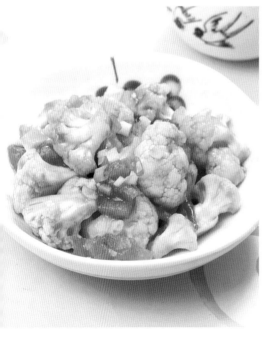

番茄炒菜花

材料 菜花300克，番茄100克，葱花、盐各3克，番茄沙司10克。

做法

1. 菜花去茎，洗净切成小朵；番茄洗净，去蒂切块。
2. 锅置火上，倒入清水烧沸，将菜花焯一下捞出。
3. 锅内倒油，烧至六成热，下葱花爆香，倒入番茄煸炒，加入番茄沙司，下菜花，加盐翻炒至熟即可。

小妙招

菜花经过焯制后，要用大火翻炒，以免将菜花炒碎。

中青年男性

重视铬的补充

铬有助于促进胆固醇的代谢，增强机体的耐力，促进肌肉的生成，又能避免多余脂肪的积累。活动量较大的男性一天需要100~200微克铬。铬的最好来源是肉类，尤以肝脏和其他内脏，是生物有效性高的铬的来源。

重视锌、镁的补充

镁不仅有助于调节人的心脏活动，对男性来说更有补气壮阳的功效，能够增强精子的活力，从而增加受孕成功的概率，提高男性的生育能力。男性可参考每天早餐吃2碗加牛奶的燕麦粥和1个香蕉来补充镁元素。人体中锌储量最高的部位是前列腺，高锌含量的饮食有助于防止前列腺增生。

多喝水

男性中患泌尿结石与泌尿感染的人正越来越多，主要因为男人没有形成主动喝水的习惯，排尿较少。排尿不仅能够排泄体内的废物，而且还能用物理的冲力作用，冲走那些微结石，使它们不能成形，以及冲走那些萌生的细菌，防止感染，减少男性患病概率。另外，男性要想保持健美的肌肉，就必须饮用足够的水分，因为肌肉中的水比脂肪中的水多3倍。中等身材的男人每天需饮用8杯水，而运动量大出汗多的男性对水的需求量则更大。

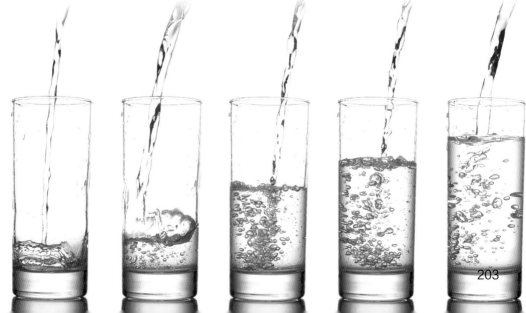

YES 推荐食物

鱼类、贝类

这类食物含有丰富的硒、锌、钙和蛋白质，可以保护胃和肝脏，增强肝脏的解毒功能。但是贝类不能与啤酒同食，否则容易引发痛风。

番茄、青椒、葡萄

这些食物富含维生素C，可以防止精液凝聚，使精子更有活力。而且，吸烟者、经常喝酒的人尤其要注意补充维生素C，一方面这些人体内维生素C含量较低，另一方面维生素C可以促进酒精分解，预防肝硬化。

牛奶、酸奶、豆浆

这些食物适宜经常应酬、喝酒的人，其中酸奶有利于稀释酒精，并延缓酒精吸收速度，牛奶、豆浆可保护胃黏膜。

全麦面包

全麦可以维护神经系统的稳定，增加能量的代谢，具有镇定的作用，可使人放松、不紧张，有助于人对抗压力。

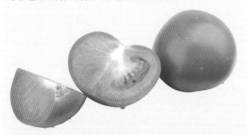

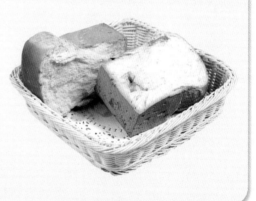

NO 禁忌食物

烟

大量吸烟会导致男性性欲下降甚至出现阳痿，还易使维生素C大量流失。而其毒性分解物质容易引起本身染色体畸变，影响优生优育。

过咸的腌制品

男性如果长期摄入过多的盐分，不仅易患高血压，更会损害心、脑、肾等器官。

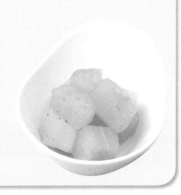

食谱推荐

丝瓜烩牡蛎

材料 牡蛎 200 克，丝瓜 1500 克，姜末、葱花、盐、水淀粉、植物油各适量。

做法

1. 牡蛎洗净后，用沸水烫一下即捞出；丝瓜去皮，洗净，切成片。
2. 净锅上火，放油烧热，投入姜末和葱花爆香，放入丝瓜片略炒，然后掺适量清水，下入牡蛎，烧沸后调入盐，最后用水淀粉勾薄芡，起锅装盘即可。

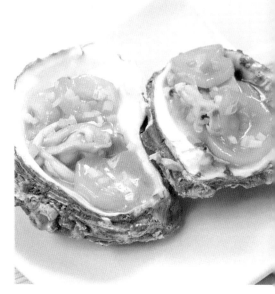

凉拌橘子鸭

材料 橘子 1 个（约 150 克），番茄 100 克，生菜 50 克，熟鸭胸肉 100 克，盐 3 克，柠檬汁 5 克，胡椒粉少许。

做法

1. 将橘子去皮分瓣；将番茄洗净，切成长条；生菜洗净后用手撕成片；熟鸭胸肉切成片备用。
2. 将上述材料与盐、柠檬汁、胡椒粉混合拌匀即可。

小妙招

鸭胸肉已经煮熟，烹调时不用加油，还可以去掉鸭皮。

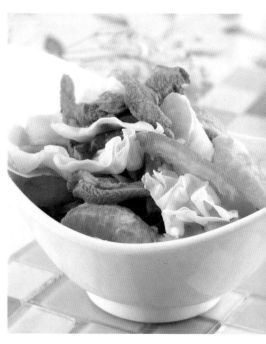

电脑族

保证一日三餐质量

早餐应吃好，营养充分，以保证旺盛的精力，并有足够的热量。中餐应多吃含蛋白质高的食物。晚餐宜清淡，多吃含维生素高的食物，如各种新鲜蔬菜，饭后吃点新鲜水果。

给大脑补充营养

脂肪是健脑的首要物质，其中的磷脂酰胆碱有一定的补脑作用，能使人精力充沛，工作和学习的持久性增强。蛋白质是智力活动的物质基础，是控制脑细胞兴奋与抑制过程的主要物质。大脑细胞在代谢过程中需要大量蛋白质来补充、更新，因此要增加优质蛋白质的摄入。糖类在体内分解为葡萄糖后，即成为大脑的重要能源。

给眼睛补充营养

要有意识地多摄入保护眼睛的营养素，保护眼睛健康，防止近视及其他眼疾。维生素 A 和 β 胡萝卜素有助于补肝明目，缓解眼睛疲劳。维生素 A 主要存在于各种动物的肝脏、鱼肝油及蛋黄中。β 胡萝卜素主要存在于绿黄色果蔬中。另外，维生素 C 对眼睛也十分有益。人眼中维生素 C 的含量比血液中高出数倍。人体内维生素 C 含量下降，会导致晶状体营养不良，甚至引起晶状体变性。

YES 推荐食物

蛋黄、黄豆、核桃

这些食物富含磷脂，能使人提高工作效率。

胡萝卜、动物肝脏、牛奶

这些富含维生素 A 的食物有助于提高视力，保护眼睛。

鱼类、猪瘦肉

这些食物富含优质蛋白质，能减少电脑辐射对身体的伤害。

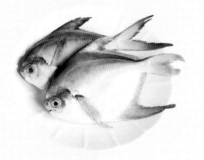

新鲜的蔬果

新鲜的蔬菜和水果富含维生素，可补充电脑工作者因长时间精神紧张而消耗的大量维生素，并且能够有效保护皮肤，减轻辐射伤害。

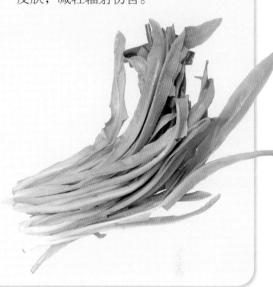

NO 禁忌食物

麻团、炸丸子

油炸食品含有较多的过氧化脂质，可使脑细胞早衰。

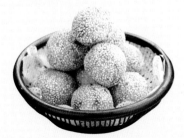

辣椒、咖喱

这些食物刺激性大、热性大，容易损坏视神经，使视力模糊。

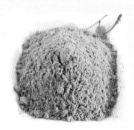

食谱推荐

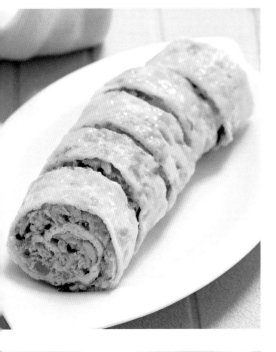

鸡蛋肉卷

材料 鸡蛋3个，猪肉馅500克，水发木耳100克，胡萝卜1根，葱末、姜末、蒜末、盐、料酒、鸡精、淀粉、植物油各适量。

做法

1. 鸡蛋打入大碗内，放入少许淀粉、盐调匀；木耳、胡萝卜均切碎；肉馅放油、盐、鸡精、料酒、淀粉、葱末、姜末、蒜末、木耳碎、胡萝卜碎，搅拌均匀。

2. 锅置火上，将鸡蛋液摊成薄鸡蛋皮，摊好后放一层肉馅，卷成卷，入锅蒸熟，取出晾凉后切段装盘即可。

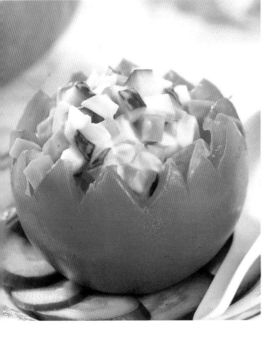

什锦番茄

材料 番茄200克，黄瓜、胡萝卜各50克，鸡蛋2个，无糖酸奶适量。

做法

1. 番茄洗净，去蒂，挖去部分番茄肉，做成番茄杯；黄瓜洗净，切丁；胡萝卜洗净，切丁，入沸水中焯熟，捞出，晾凉，沥干水分；鸡蛋洗净，煮熟，取出，晾凉，剥皮切丁。

2. 黄瓜丁、胡萝卜丁和鸡蛋丁放入碗中，加入无糖酸奶拌匀，盛入番茄杯中即可。

小妙招

烹调番茄时可以加入少许醋，这样能破坏番茄中的有害物质——番茄碱。

熬夜族

适当补充热量

晚餐除了食用谷类等主食外，可吃水果、蔬菜及富含蛋白质的食品，如肉、蛋等，以补充体力耗能。还可以选择干果类食物做零食，它们含有丰富的蛋白质、维生素B、维生素E、钙和铁等矿物质及植物油，而胆固醇的含量很低，对恢复体能有特殊的功效。

对维生素的需求量会增加

B族维生素不仅参与新陈代谢、提供能量、保护神经细胞，对安定神经、舒缓焦虑也有裨益，并且能够提高记忆力，防止疲劳。维生素E的抗氧化性可以避免熬夜产生更多有害身体的自由基。维生素A可通过调节视网膜感光物质的合成，提高熬夜者对昏暗光线的适应力，防止视觉疲劳。

保养皮肤的饮食

按时进餐，而且要保证晚餐的营养丰富。多补充一些含多种维生素或胶原蛋白的食物，利于皮肤恢复弹性和光泽。熬夜过程中要注意补水，可以喝枸杞子大枣茶或菊花茶，既滋补又去火功效。一定杜绝使人兴奋的饮品，否则容易出现黑眼圈、眼袋、皮肤晦暗无光等。晚餐应杜绝辛辣食品，防止皮肤中的水分过度蒸发。敏感性皮肤应尽量少食海鲜。

YES 推荐食物

奶酪、坚果

这些食物富含钙和维生素E，有利于缓解疲劳，并能够保护骨骼。

肉类、牛奶

这些食物富含优质蛋白质，能补充熬夜者身体所消耗的大量蛋白质。

鲜枣、草莓、橙子、猕猴桃

经常熬夜的人身体抵抗力会变差，这些食物富含维生素C，能快速增强身体的免疫力。

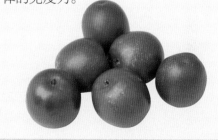

NO 禁忌食物

甜食

糖会消耗 B 族维生素，容易使人疲倦，也易造成肥胖。

方便面、薯片

方便面、薯片等不易消化，还会使血脂升高，对健康不利。

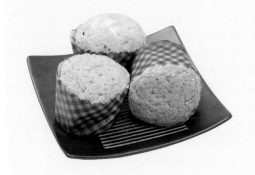

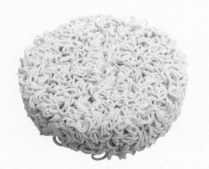

食谱推荐

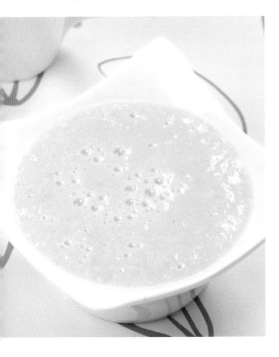

香蕉木瓜酸奶

材料 香蕉 2 根，木瓜 1/4 个，酸奶 120 毫升。

做法

1. 香蕉去皮，切段；木瓜去皮和子，切成块。
2. 将香蕉段、木瓜块和酸奶一起放入榨汁机中打碎即可。

小妙招

用纯牛奶或鲜牛奶代替酸奶也是可以的。

瘦身族

饮食上宜清淡

　　常吃一些饱腹感强、低能量的食物，尤其可以多吃些富含膳食纤维的粗粮和蔬菜，不仅能增加饱腹感，还能促进胃肠蠕动、帮助排便。限制每天摄入食物的总能量，保证各种营养素可充足供给。

减肥期间也可以吃零食

　　减肥时候如果总是在两餐之间感觉饥饿难忍，那不如吃点小零食，以免在下一顿饭的时候进食更多。但是小零食是有讲究的，要选择健康的小零食，比如全麦面包、全麦饼干以及糖分低的水果和坚果食品。

减少脂肪的摄入

　　脂肪的堆积会使人肥胖，每天摄入的热量大大高于消耗时，脂肪囤积，就会形成肥胖。这是导致肥胖最主要的原因。少吃高脂肪食物，如肥肉、动物肝脏等。少吃油腻、油炸物。

减少碳酸饮料的摄入

　　碳酸饮料被人体摄入后，很快储存，如果储存不了，多余的热能会迅速转化成脂肪。饮料是被加工过的一种食品，里面有添加剂和防腐剂，对人体有害，促使代谢紊乱。如果长期摄入过多，会导致肥胖或者出现营养不均衡反应。

YES 推荐食物

豆类及其制品、燕麦、荞麦

这些食物富含膳食纤维，可以增加饱腹感，让人减少进食量，并且不容易饥饿，而且还能促进胃肠蠕动、帮助排便。

黄瓜、番茄、绿豆芽

低热量食物是指含碳水化合物较少的食物，这些食物进入人体后，所释放的能量相对较低，适合减肥者食用。

新鲜蔬菜、坚果

这些食物含有丰富的维生素，可以帮助人体燃烧脂肪，达到减肥的目的。如 B 族维生素和维生素 E 可以促进新陈代谢，加速脂肪转化成热量的过程，有效防止脂肪堆积；维生素 C 能够促进脂肪代谢，降低中性脂肪，减少脂肪的含量。

NO 禁忌食物

甜食、方便面、油炸食物

这些食物热量很高，进入人体后容易引起脂肪堆积。

葡萄干、水果罐头

这类食物中的果糖含量较高，不利于减肥。

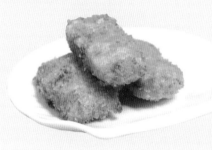

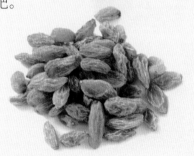

食谱推荐

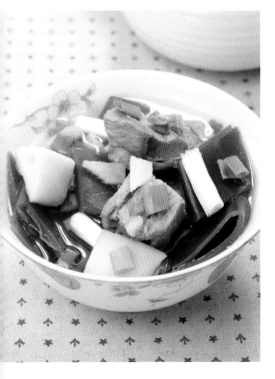

海带排骨汤

材料　排骨200克，莲藕、海带各100克，姜片、葱花、料酒各5克，盐3克，香油1克。

做法

1. 排骨切段，锅中放入适量水，将排骨放入锅中，大火煮沸，撇去血水，然后捞出沥干水分；莲藕去皮切块；海带洗净切块。

2. 锅中放少量油，加入姜片爆香，倒入排骨煸炒至变白，加入料酒，再加适量清水用大火煮开，撇去浮沫，转小火炖半小时。

3. 放入藕块、海带块用中火炖至藕熟、排骨离骨，加入盐调味，撒葱花，滴香油即可。

PART 6

不同体质
饮食宜忌

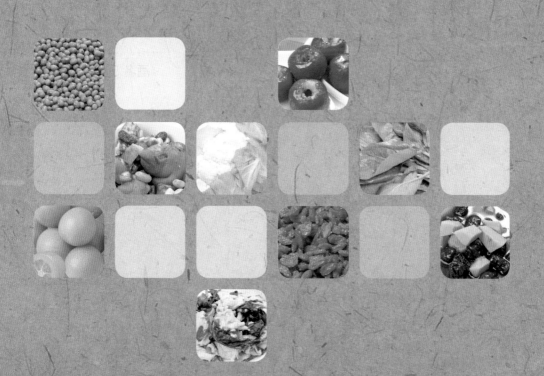

阴虚体质

以清补为主

阴虚体质者体内津液少，表现为阴虚内热，所以应多摄入甘凉润燥、生津养阴的食物，给身体补充营养的同时，让身体充满水分。此外，女性阴虚体质者在清补的同时，还要注意补血。

夏秋两季饮食有侧重

夏季，人体水分流失较多，而且阴虚体质者本身不耐热，所以在清补的同时，还要注意去热，饮食以汤、粥或者水分较多的食物为主。秋季容易发生秋燥症状，所以阴虚体质者秋季的饮食还要注重降火。

选择合适的烹调方法

阴虚体质的人宜选择焖、蒸、炖、煮的烹调方法，少放花椒、大料、桂皮等调料，这样吃起来不容易上火。此外，就算食物不是热性的，但用煎、油炸、烧烤等方式烹调后，也会变得性热，吃了同样容易上火。

YES 推荐食物

鸭肉、猪肉、甲鱼、海参
这些食物属于滋阴、养胃、润燥的滋补佳品，对阴虚之人十分适宜。

莲子、红枣、山楂
这些食物有安神养心、养胃健脾的作用，对心阴虚和脾胃阴虚者十分适合。

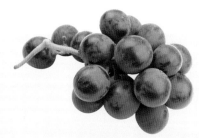

山药、木耳、蜂蜜、梨、葡萄
这些食物能润肺止咳、养阴消热、清心安神，肺阴虚者宜多食。

NO 禁忌食物

羊肉、牛肉
羊肉和牛肉属于温热燥热的食物，食后会加重火气。

桂圆、荔枝
这些食物属温热食物，一切阴虚内热体质及患热性病者均不宜食用。

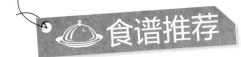

百合莲子红豆粥

材料　糯米、红豆各70克，莲子50克，干百合15克，白糖10克。

做法

1. 糯米、红豆分别洗净，用水浸泡4小时；莲子洗净，去心；干百合洗净，泡软。

2. 锅置火上，加适量清水煮沸，放入红豆煮至七成熟，再把糯米、莲子放入锅中，用大火煮沸，转用小火熬40分钟，放入百合煮至米烂粥稠，再加入白糖调味即可。

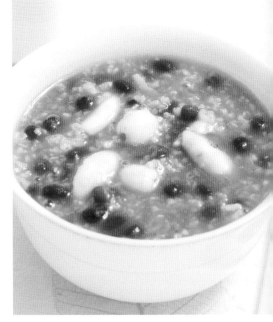

江南老鸭汤

材料　盐水鸭300克，大白菜100克，火腿50克，笋干、粽叶、小油菜心各30克，鸡精、高汤各适量。

做法

1. 盐水鸭切成整齐的条段；大白菜洗净，菜帮切成宽条，菜叶撕成大块；火腿切成细丝；笋干用温水泡发，切去老茎，其余切成细丝；粽叶和小油菜心洗净。

2. 锅内加高汤，放入盐水鸭、笋干、火腿、粽叶和菜帮同煮10分钟。

3. 开锅后，挑出粽叶，放入白菜叶和小油菜心，用鸡精调味，出锅即可。

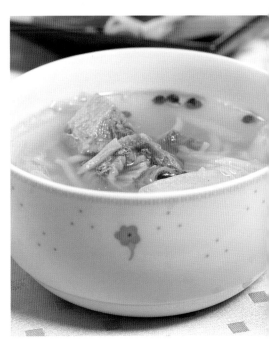

阳虚体质

脾阳虚的饮食调理

脾阳虚的表现有怕冷、腹泻、面色㿠白、精神倦怠、腰膝酸软、记忆力下降等。脾阳虚的人，饮食原则是进食补脾益气、醒脾开胃消食的食品，少吃性质寒凉、易损伤脾气的食品；还要少吃味厚滋腻、阻碍脾气运化功能的食品。

肾阳虚的饮食调理

肾阳虚多由素体阳虚或年老肾亏或久病伤肾以及房劳过度等因素引起。表现为腰膝酸软、畏寒肢冷尤以下肢为甚、头目眩晕、精神萎靡、面色白或黧黑；大便久泄不止、水肿。肾阳虚的人宜吃性属温热而富有营养、具有温阳散寒作用的食品，忌吃性寒生冷之物。

烹饪时注意抑制食物寒性

阳虚体质的人宜选择焖、蒸、炖、煮的烹调方法，这些烹调方法能够平抑食物的寒性。而且，在食用性质寒凉的蔬菜时最好不要选择凉拌生吃，食用前最好用开水焯烫一下，缓解这些蔬菜的寒凉性。

YES 推荐食物

大枣、南瓜、韭菜
这些食物属于偏热性食物，可温补脾胃。

羊肉、牛肉
这些食物性温、味咸，能温补阳气，无论脾阳虚还是肾阳虚，皆宜食之。

荔枝、金橘、山楂
这些食物属温性食物，可补益阳气。

胡椒、肉桂、生姜
这些调味品有补元阳、暖脾胃、通血脉、散寒气的功用。

NO 禁忌食物

苦瓜、黄瓜、冬瓜、梨
这些食物性质寒凉，易伤脾。

鸭肉、猪肉、甲鱼、牡蛎
这些食物味厚滋腻，容易阻碍脾气运化。

食谱推荐

南瓜红枣汤

材料　南瓜 500 克，红枣 50 克，红糖适量。

做法

1. 南瓜去皮、去子，切成块；红枣洗净，去核。
2. 锅内放入适量水，将南瓜块与红枣放入锅中，大火煮沸，转小火煮至南瓜熟烂，加红糖调味即可。

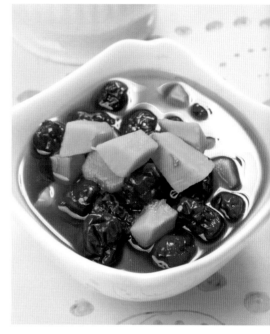

韭菜炒羊肝

材料　羊肝 200 克，韭菜、胡萝卜各 50 克，葱花、姜丝、料酒、酱油、盐、鸡精、植物油各适量。

做法

1. 韭菜择洗干净，切成段；胡萝卜洗净，切细条；羊肝去筋膜，切片，加料酒、酱油抓匀，腌渍 15 分钟。
2. 炒锅置火上，倒入适量植物油，待油烧至七成热时，放入葱花、姜丝炒香，倒入羊肝滑熟，加韭菜段、胡萝卜条炒熟，用盐和鸡精调味即可。

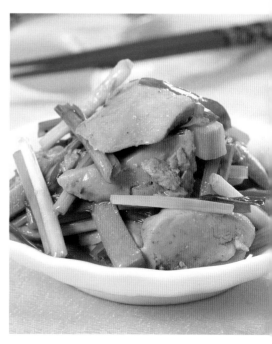

气虚体质

饮食调养，逐步补益脏腑

气虚体质特征是气虚、脏腑功能低下，所以用饮食调养气虚体质的第一步是调养脏腑。但调养脏腑并不是一蹴而就的，需要循序渐进。首先应该调养脾胃，因为脾胃是人体气血生化之源。调养好脾胃后，再注重调养肾、肺、心，以扶气补虚。

YES 推荐食物

牛肉、鸡肉
这些食物有温中、益气、补精、养血的功效，适合气虚者食用。

山药
山药为补气食品，凡气虚体质或久病气虚者，宜常食之，尤其可以补肺气、脾气和肾气。

手术后气虚的饮食调理

中医认为手术会损伤人体的正气，容易出现气虚的情况，如出现乏力、易疲劳、气短、食欲差、稍感劳累便会出现眩晕或心慌等症状。因手术出现气虚的人，饮食原则是补充蛋白质，适量多吃些新鲜的蔬菜和水果、蛋类及乳类，少吃用油煎炸的油腻食物和不好消化的食物。

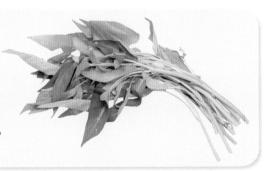

鲢鱼、鳝鱼
这些食物，性温、味平，能入脾肺而补气。

大枣、葡萄
这些食物性温、味甘，能补气补血。

NO 禁忌食物

萝卜、空心菜
这些食物会损耗人体元气，不宜多吃。

薄荷、山楂、荷叶
这些食物有疏散风热的作用，同时也能耗伤正气，气虚者不宜食用。

栗子焖仔鸡

材料　净仔鸡1只（约400克），生栗子100克，葱花、姜片、酱油、料酒、白糖、盐、植物油各适量。

做法

1. 净仔鸡洗净，斩块，焯透，捞出；生栗子洗净，煮熟，取肉。

2. 炒锅内倒入油烧至七成热，加葱花、姜片炒香，倒入鸡块和栗子肉翻炒均匀，加酱油、料酒、白糖和适量清水，大火煮沸，转小火焖至鸡块熟透，用盐调味即可。

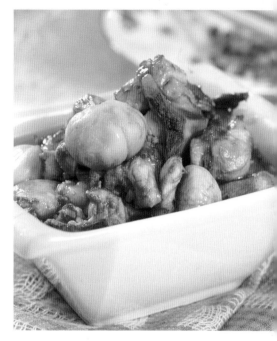

山药珍珠丸子

材料　糯米150克，猪瘦肉、山药各50克，淀粉、盐、味精各适量。

做法

1. 把糯米用冷水浸泡一天，捞出后沥干水分；猪肉剁成蓉；山药洗净去皮，蒸熟后捣烂；猪肉蓉和山药泥加入淀粉、盐、味精拌匀。

2. 将猪肉山药泥捏成大小适中的丸子，外边滚上一层糯米，装在盘里，放在笼中蒸熟即可。

小妙招

做山药时，将山药洗净再煮熟去皮，这样不麻手，而且山药色白。

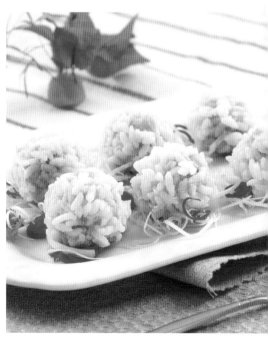

气郁体质

首先要疏肝理气

气郁体质者一般情志不畅，情绪不稳定，且神情多烦闷不乐、忧郁思虑，气机郁滞于肝，而肝又是负责调节情志的，所以气郁体质者的首要任务是疏肝理气，平时应多吃一些行气、解郁、疏肝的食物。

重视早餐

不吃早餐会影响肝胆功能，早上胆囊里汇聚了胆汁，准备消化食物，如果胃里没食物，就会影响胆汁的排泄。肝胆主气机舒畅，如果胆汁该排泄的时间不能排泄，就会严重影响肝胆的疏泄，促发或加重气郁。

气血亏虚引起的"产后忧郁"饮食调理

产后忧郁与生理变化造成的营养失衡有关联，如果锰、镁、铁、维生素 B_6、维生素 B_2 等营养素摄取不足，就会影响精神状态，所以应该及时补充缓解紧张和忧虑的营养素。

YES 推荐食物

莲藕、萝卜、山楂
这些食物有疏肝理气、补益肝血的作用。

小麦、燕麦
富含各种矿物质和维生素，能对精神状态产生积极的影响。

花生、核桃、葵花子
这些食物富含 B 族维生素，对缓解紧张和忧虑有好处。

红茶、绿茶
茶类饮品可提神醒脑，提高情绪。

NO 禁忌食物

乌梅、南瓜、杨桃
这些收敛或酸涩之物，气郁体质者宜少吃。

羊肉、辣椒、烈性酒
这些属热性食物，食后易助长肝火。

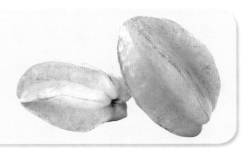

食谱推荐

燕麦煎饼

材料 燕麦片、面粉各100克，鸡蛋2个，胡萝卜20克，葱花、植物油、盐各适量。

做法

1. 胡萝卜洗净，切粒；面粉倒入盛器中，加适量清水搅拌至糊状，磕入鸡蛋，放入葱花、燕麦片、盐、胡萝卜粒搅拌均匀。

2. 平底锅置火上，倒入少许植物油烧热，舀入面糊摊成饼状，待贴锅底的那面定型上色后翻面，煎至两面熟透即可。

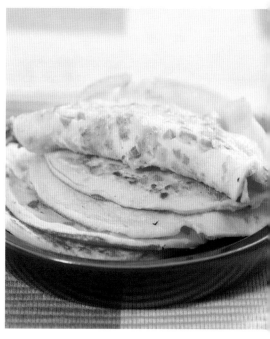

花生红枣焖猪蹄

材料 猪蹄2只，花生仁100克，红枣15颗，姜片、葱段各10克，花椒20粒，大料3个，香叶3片，桂皮1块，料酒90克，生抽45克，老抽30克。

做法

1. 将猪蹄洗净，剁成小块，放入开水中焯烫4分钟后捞出，冲净表面的浮沫备用。

2. 花生仁和红枣分别洗净；将花椒、大料、香叶、桂皮放入一次性料包中。

3. 把焯烫好的猪蹄块放入电饭锅中，再加入姜片和葱段，倒入开水没过猪蹄。

4. 放入料包，倒入料酒、生抽、老抽搅匀后，盖上盖子，按下按钮"焖/炖"键，选择"焖"，约2.5小时即可。

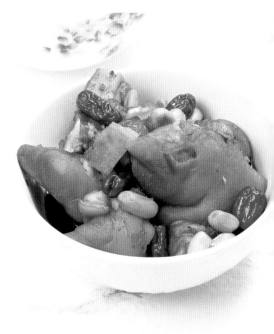

湿热体质

防止滋补不当

现代人随着生活水平的提高，为了健康，喜欢进食一些补品，但是不同的滋补品属性不同，不恰当地进食补品，会增加肝脏代谢的负担，使食物运化失调，湿热瘀滞，形成湿热体质。冬季尤其不宜多进补，适量进补即可，以免滋补过度，加重身体的湿热。

夏秋饮食

湿热体质的人最怕夏天的湿热和秋天的干燥。如果消化功能比较好，可以适量多喝些水或者喝些能清热、祛湿、祛暑的凉茶；秋季适量多吃些含水量多的水果，多喝大米白粥，每天早晨起床后空腹喝一杯淡盐水。

调整湿热体质者应少喝酒

酒是导致湿热的原因之一，酒本身性湿，又是经过发酵的，会产热，长期大量饮酒在体内酿生湿热，通常表现为面垢油光、易生痤疮、心烦、口苦口干、身体困重、小便色黄，这种湿热体质的人应戒酒限酒，少吃煎炸食品，减少辛辣食物，少食性温热食物，适当多吃新鲜水果和蔬菜。

YES 推荐食物

豆腐、莲藕、萝卜
这些食物性味甘平，适合湿热体质者食用。

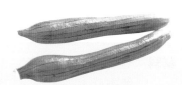

冬瓜、苦瓜、丝瓜、黄瓜
这些食物可清热祛湿，疏肝利胆。

NO 禁忌食物

糯米、甜点
这些黏腻的食物，可生热，不适合湿热体质者。

辣椒、生姜、大葱、大蒜
这些辛辣燥烈、大热大补的食物宜少食。

各种冷饮、西瓜、黄瓜
这些生冷食物会助湿生热，妨碍阳气升发。

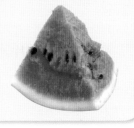

食谱推荐

毛豆烧丝瓜

材料　丝瓜块250克，毛豆粒100克，葱丝、姜末、盐各5克，水淀粉适量。

做法

1. 毛豆粒洗净，焯水后捞出沥干。
2. 油锅烧热，煸香葱丝、姜末，放毛豆粒、水烧10分钟；油锅烧热，下丝瓜炒软，倒毛豆粒，加盐，用水淀粉勾芡即可。

小妙招

丝瓜宜现吃现做，否则营养会随着汁水流失。

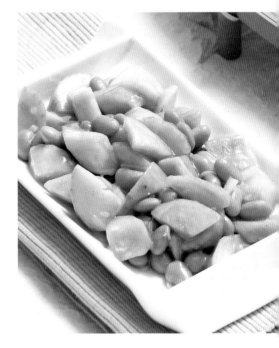

家常豆腐

材料　豆腐片400克，猪五花肉片100克，鲜香菇片、冬笋片各50克，青椒片少许，葱花、姜片、蒜片各5克，料酒、盐、白糖、酱油各3克，豆瓣酱10克，胡椒粉1克，高汤20克，水淀粉15克。

做法

1. 油锅烧热，下豆腐片炸至金黄色，捞出。
2. 锅底留油烧热，放肉片煸炒，加香菇片、冬笋片稍煸，放豆瓣酱炒香，加葱花、姜片、蒜片炒香，再放料酒、盐、白糖、酱油、胡椒粉稍炒，加高汤烧开，倒入豆腐、青椒片，待汁渐稠，用水淀粉勾芡即可。

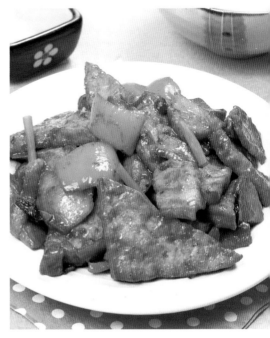

痰湿体质

伴有心脑血管疾病的痰湿体质的饮食调理

痰湿郁阻最易导致血液凝滞,而变生多种心脑血管疾病。在饮食上要以低脂肪、低糖、低热量、富含膳食纤维的食物为主,切忌暴饮暴食,要少盐,禁酒,忌高脂肪、高胆固醇食物和高热量食品。

肥胖型痰湿体质的饮食调理

痰湿体质者最主要的特征就是身形肥胖,这样体质的人应注意饮食清淡,适量食用具有除脂祛痰作用的食物,少食肥肉及甜、黏、油腻食物。一定要吃早餐,同时避免吃夜宵。另外,不要暴饮暴食,最好吃七八分饱,吃饭速度不要太快,要细嚼慢咽,以利于消化吸收。

痰湿体质者的喝水方法

痰湿体质的人最好不要总喝水,而且不渴时最好不要刻意喝水,因为水进到痰湿体质的人体内,排出要比其他体质的人慢,不但会加重脾胃和膀胱的负担,而且会增重、长肚子。

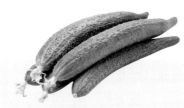

YES 推荐食物

姜

痰湿体质的人可以适量吃些姜,但吃姜是有讲究的。姜最好在夏季吃;早晨吃姜最好;煲汤或煮茶时,不要将加入的姜片煮到一点辣味都没有的程度。

红豆、薏米、黄瓜、冬瓜

这些食物可健脾利湿,脾有运化水湿的作用,通过健脾可以达到将体内湿气运出体外、改善痰湿体质的作用。

NO 禁忌食物

芹菜、百合、绿豆

这些食物寒凉,会耗伤脾气,不宜食用。

甜饮料、砂糖

这些食物含糖量高,而甜能生湿,因此不宜食用。

食谱推荐

冬瓜薏米老鸭汤

材料　老鸭半只，冬瓜 200 克，薏米 50 克，
　　　　葱段、姜片、盐、植物油各适量。

做法

1. 老鸭收拾干净，去头、屁股和鸭掌，剁
   成大块；冬瓜洗净去皮，切大块；薏米
   洗净，冷水浸泡 2 小时以上。

2. 锅中放入冷水，将鸭块放入，大火烧开，
   煮 3 分钟撇去血水，捞出，用清水洗净。

3. 另起锅，锅中放少量油，五成热时放入
   葱段和姜片炒香，倒入鸭块炒变色，然
   后放入适量开水和薏米，小火炖 1 小时
   后，放入冬瓜和少许盐，继续炖 20 分钟
   即可。

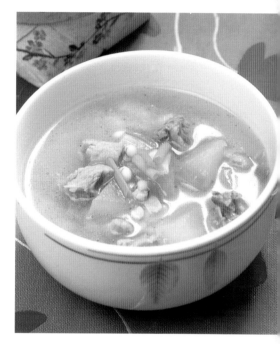

冬瓜肉丸汤

材料　冬瓜 500 克，猪五花肉 250 克，鸡
　　　　蛋 1 个，盐、胡椒粉、生抽、淀粉、
　　　　料酒、葱、姜各适量。

做法

1. 猪五花肉洗净，剁成肉馅，打入鸡蛋，
   加盐、胡椒粉、生抽、淀粉、料酒、小
   半碗水搅匀至上劲。

2. 冬瓜洗净，去皮，去瓤，切小块；葱洗
   净，切段；姜洗净，切片。

3. 锅内加水煮沸，加姜片，用手将适量肉
   糜团起，轻轻挤成肉丸，放入水中。

4. 待肉丸浮起，放入冬瓜块，中小火煮至所
   有冬瓜透明，撒入葱段，下盐调味即可。

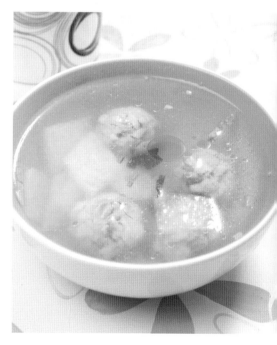

血瘀体质

远离寒凉食物

冰冻寒凉的食物最伤脾胃，损伤体内的阳气。人体内的血脉喜温恶寒，得温则行，遇寒则凝，因此冰冻寒凉的食物非常影响血脉的运行。血脉经常不通，瘀血就会出现。

不宜饮食过咸

饮食过咸是加重瘀血体质的重要因素。长期食用过咸食物，伤害血管，影响血液循环，容易产生瘀血。

血瘀性痛经的饮食调理

尽量少吃或不吃生冷和寒凉性食物，比如各类冷饮、冰镇酒类、生拌凉菜等。经期可适当吃些味酸食物，有缓解痛经的作用。平日里饮食应多样化，不要偏食，经常吃些具有理气活血功效的蔬菜和水果。

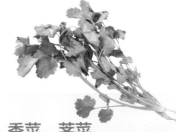

YES 推荐食物

红糖、红葡萄酒
这些食物最适合女性瘀血体质的调养，尤其适合痛经、月经血块多等症。

黑豆、黄豆、黑木耳、山楂
这些食物可活血化瘀，可适当多食。

胡萝卜、香菜、荠菜
这些食物有理气活血的功效。

洋葱、韭菜
这些食物性温、活血，适合瘀血体质者冬季食用。

NO 禁忌食物

蛋黄、虾、奶酪
这些食物的胆固醇含量较高，容易加重气血瘀滞。

各类冷饮、螃蟹、梨、西瓜
这些食物属生冷寒性食物，不宜多食。

乌梅、苦瓜、柿子、李子、石榴
这些食物有涩血作用，瘀血体质者不宜多食。

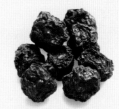

食谱推荐

蜜饯山楂

材料 山楂 100 克, 蜂蜜适量。

做法

1. 山楂去柄、核, 洗净。
2. 放入锅内, 加入适量清水, 大火烧开, 小火慢煮至熟。
3. 待水快要收干时加入蜂蜜, 小火煎煮 5~10 分钟, 关火晾凉即可。

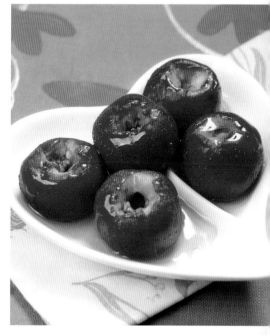

荠菜炒鸡片

材料 荠菜 200 克, 鸡胸肉 100 克, 葱花、姜末、盐、植物油各适量。

做法

1. 荠菜择洗干净; 鸡胸肉洗净, 切片。
2. 锅置火上, 倒入植物油, 待油烧至七成热, 炒香葱花和姜末, 放入鸡肉片煸熟, 再倒入荠菜炒熟, 用盐调味即可。

小妙招

如果在冬天, 加上一些鲜冬笋, 味道会更加鲜美。

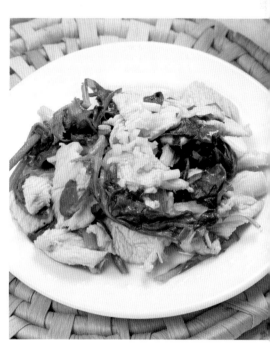

227

特禀体质

培本固元，益气固表

特禀体质的人容易过敏是因为正气亏虚，主要是肺、脾、肾功能失调。因此，饮食上通过培本固元、益气固表来改善体质，特禀体质的人要多食益气固表的食物。饮食宜清淡、均衡，粗细搭配适当，荤素配伍合理。

成人易过敏的饮食调理

有过敏性鼻炎、过敏性哮喘、过敏性紫癜、湿疹、荨麻疹等过敏性疾病的人大多都属于易过敏特禀体质。在饮食方面要注意营养平衡，可适当增加摄入蛋白质和维生素，以增强抵御疾病的能力。

不宜偏食

过分偏食会引起过敏，如偏好辛辣刺激性食物、甜食、油腻食物，不爱吃蔬菜水果，只摄取蛋白质不摄取维生素等。因为食物中的某些成分可使人体细胞发生中毒反应，长期偏食某种食物，会导致某些"毒性"成分在体内蓄积，当蓄积量达到或超过体内细胞的耐受量时，就会出现过敏症状。

YES 推荐食物

绿豆、蚕豆、红小豆、糯米、山药
这些食物可益气固表，宜多食用。

蜂蜜、红枣、胡萝卜
这些食物可有效预防过敏性反应。

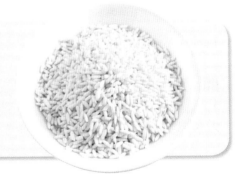

NO 禁忌食物

香菜、芹菜
吃了这类食物以后，皮肤对日光的敏感性会大大增强，使本已非常敏感的皮肤对日光更加敏感，加重过敏症状。

鹅肉、虾、牛肉
这些腥膻及含有致敏性物质的食物，对过敏性特禀体质的人十分不宜。

食谱推荐

糖醋胡萝卜

材料　胡萝卜 500 克，盐、白醋、白糖、辣椒油各适量。

做法

1. 将胡萝卜洗净，切细丝。
2. 胡萝卜丝用沸水焯过，用清水过凉，放入盐拌匀，加入白醋、白糖、辣椒油腌渍入味即可。

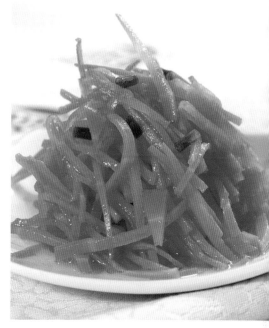

火腿蚕豆

材料　鲜蚕豆 250 克，火腿 50 克，葱花 3 克，盐 5 克，水淀粉适量。

做法

1. 蚕豆去皮，洗净；火腿切丁。
2. 锅置火上，倒入适量植物油，待油烧至七成热时，加葱花炒出香味，放入蚕豆翻炒均匀。
3. 加适量清水焖 5 分钟，放入火腿丁翻炒 1 分钟，加盐调味，用水淀粉勾芡即可。

> **小妙招**
> 火腿丁宜在出锅前放入，翻炒的时间不宜过久，以免过烂影响口感。

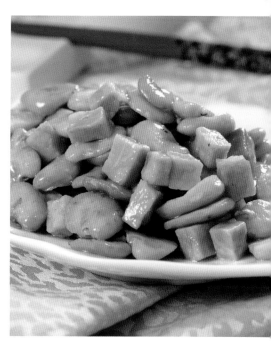

常见食材的安全选购与保鲜

安全选购

选购食材是烹饪美食的第一步，也是至关重要的一步，这是保障餐桌安全的最初屏障。从选购开始，将塑化剂、瘦肉精、抗生素等杜绝门外。

菜市场与超市的选择

角度一		角度二
蔬菜及水果的新鲜、便宜、种类齐全		调料的种类及品牌知名度
菜市场 > 超市		超市 > 菜市场

挑选蔬菜的三不

挑选蔬菜时要注意以下三点：一颜色异常的蔬菜不能买，二形状异常的蔬菜不能买，三气味异常的蔬菜不能买。

挑选肉类的四要

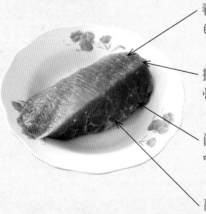

看：新鲜的肉有光泽，呈淡红色，稍湿润，肉汁透明。

摸：新鲜的肉肉质紧密，富有弹性，手按后能较快恢复原状。

闻：新鲜的肉有一种特殊的鲜味，没有酸气和霉臭气。

敲：敲开骨头，新鲜的肉的骨腔内充满骨髓，无异味。

认识安全标志

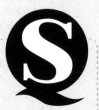

QS——食品质量安全市场准入标志

QS——Quality Safety，即为质量安全，表示食品遵从食品质量安全市场准入制度。

拥有这个标志，表明此产品的生产加工企业已经取得了食品生产许可证，并且出厂检验合格，符合食品质量安全的最基本要求。

未拥有 QS 标志的大米、面粉、食用植物油、酱油和醋这五类产品，是不得出厂销售的。因此，在农贸市场遇到散装或者无标志的上述产品时，最好还是不要选购。

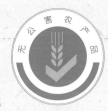

无公害农产品标志

拥有这个标志，表示产地环境符合无公害农产品的生态环境质量，生产过程符合规定的农产品质量标准和规范，有毒有害物质残留量控制在安全质量允许范围内。

无公害食品符合国家食品卫生标准，但比绿色食品和有机食品的标准要宽。无公害农产品是保证人们对食品质量安全最基本的需要，是最基本的市场准入条件，普通食品都应达到这个要求。

绿色食品标志

绿色食品是指经过中国绿色食品协会评定的无污染的食品。它要求：

A 级绿色食品标志（左）；
AA 级绿色食品标志（右）

1. 产品或产品原料产地必须符合绿色食品生态环境质量标准；

2. 农作物种植、畜禽饲养、水产养殖及食品加工必须符合绿色食品生产操作规程；

3. 产品必须符合绿色食品质量和卫生标准；

4. 产品外包装必须符合国家食品标签通用标准，符合绿色食品特定的包装、装潢和标签规定。

标志期限 3 年，过期后需要重新认定。

绿色食品标准还分为两个技术等级，即 A 级和 AA 级。其中，A 级限量使用限定的化学合成生产资料；AA 级则禁止使用。后者对食品要求更高，安全也更有保障。

巧手保鲜

番茄

番茄在常温下保存即可，不宜放入冰箱冷藏，否则经低温冷冻后，肉质呈水泡状，并且表面容易长黑斑，有损口感。

白菜

保留白菜外面的部分残叶，这些残叶可以自然风干，成为保护白菜里面水分的一层"保护膜"。宜放在阴凉通风的地方。

油菜

拿用水润湿的纸巾或棉布将油菜包起来，放进冰箱，注意别让纸或布干燥，能使油菜保鲜3~4天。

菜花

报纸包裹冷藏保存，可存放一两周。由于菜花所含的维生素 C 容易被破坏、流失，所以最好尽快食用完，这样才能完整地摄取营养素。

胡萝卜

胡萝卜不宜与苹果存放在一起，因为苹果所散发的果香会使胡萝卜吃起来有苦涩味。

洋葱

将网兜或废旧的尼龙袜洗净晾干，把洋葱装入其中，用绳扎紧口，悬挂在阴暗通风处，可防潮、防腐，使洋葱保鲜1个月左右。

香菇

鲜香菇择洗干净后用沸水焯烫，捞出，沥干水分，装入保鲜袋中，放入冰箱冷冻，随用随取，可保鲜1个月左右，而且不失原味。

豆腐

豆腐制品买回来后，可以分小包装，放入冷藏室可保存2天；放入冷冻室则可保存半个月。

猪肉

夏天气温高，鲜猪肉最易变质，可将米醋浸没一块干净的白纱布，然后用白纱布将鲜肉包起来，这种方法可使鲜肉保鲜24小时。

猪肝

在生猪肝表面涂抹上适量植物油，然后放入密闭盛器中送入冰箱冷藏，能保鲜2～3天。

羊肉

买回的新鲜羊肉要及时进行冷却或冷藏，使肉温降到5℃以下，以便减少细菌污染，并可延长保鲜期。

鸡肉

鸡肉容易变质，购买后要马上放进冰箱里。如果一时吃不完，最好将剩下的鸡肉煮熟保存，而不要生着保存。

鸡蛋

鸡蛋最好在冰箱内保存，最适当的温度为5～7℃，放的时候，要把鸡蛋的大头朝上小头朝下，可以延长鸡蛋的保存期。

鲤鱼

鲤鱼买回家后可放到清水中养上2～3天，这样不但能使鲤鱼保鲜，而且还能去掉鲤鱼的土腥味。

虾

将加了酒和盐的大虾煮沸，再剥掉头和虾壳，凉了之后将水分沥干，放入冷冻室，可延长保存时间。

葡萄

可用报纸包好，放塑料袋内保存，也可放冰箱冷藏，但冷藏后的葡萄要尽快食用，否则再放常温下极易脱粒，丧失口感。

索引